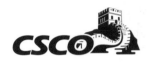

中国临床肿瘤学年度研究进展 2015

主　　编｜吴一龙　马　军　秦叔逵　李　进

执行主编｜钟文昭　陈　功　张小田　郭　晔

人民卫生出版社

图书在版编目（CIP）数据

中国临床肿瘤学年度研究进展 . 2015 / 吴一龙等主编 . —北京：人民卫生出版社，2016

ISBN 978-7-117-22460-4

I.①中… II.①吴… III.①肿瘤学－研究进展－中国 IV.①R73

中国版本图书馆 CIP 数据核字（2016）第 072429 号

| 人卫社官网 | www.pmph.com | 出版物查询，在线购书 |
| 人卫医学网 | www.ipmph.com | 医学考试辅导，医学数据库服务，医学教育资源，大众健康资讯 |

中国临床肿瘤学年度研究进展 2015

主　　编：吴一龙　马　军　秦叔逵　李　进
出版发行：人民卫生出版社（中继线 010-59780011）
地　　址：北京市朝阳区潘家园南里 19 号
邮　　编：100021
E - mail：pmph @ pmph.com
购书热线：010-59787592　010-59787584　010-65264830
印　　刷：三河市宏达印刷有限公司
经　　销：新华书店
开　　本：787 × 1092　1/16　印张：8
字　　数：195 千字
版　　次：2016 年 4 月第 1 版　2016 年 4 月第 1 版第 1 次印刷
标准书号：ISBN 978-7-117-22460-4/R · 22461
定　　价：68.00 元

打击盗版举报电话：010-59787491　E-mail：WQ @ pmph.com
（凡属印装质量问题请与本社市场营销中心联系退换）

中国临床肿瘤学年度研究进展 2015

主　　编　吴一龙　马　军　秦叔逵　李　进
执行主编　钟文昭　陈　功　张小田　郭　晔

编 委 会　方维佳　杨　弘　刘红利　管晓翔　李志铭　斯　璐
　　　　　　代恩勇　雷源源　张　俊　殷咏梅　刘秀峰　刘　喆
　　　　　　胡　毅　吴　穷　陆劲松　邓艳红　杨　林　王慧娟
　　　　　　顾艳宏　任胜祥　樊　旼　赵　林　任　骅　李　勇
　　　　　　朱　骥　劳向明　张国淳　许春伟　周　清

编　　者（按姓名汉语拼音排序）
　　　　　　白　雪　陈丽昆　程　超　崔传亮　丁培荣　丁　娅
　　　　　　冯卫能　郭乔楠　胡　洁　黄鼎智　黄媚娟　蒋微琴
　　　　　　李子禹　梁文华　梁　颖　林　根　刘　慧　刘志刚
　　　　　　刘卓炜　乔贵宾　申　鹏　隋　红　孙玉蓓　汤传昊
　　　　　　魏　嘉　邬　麟　徐松涛　杨发军　杨　帆　杨浩贤
　　　　　　杨　林　叶　波　余宗阳　俞晓立　虞永峰　赵　军
　　　　　　赵　鹏　郑　燕　郑　怡

顾　　问（按姓名汉语拼音排序）
　　　　　　程　颖　傅剑华　郭　军　胡夕春　江泽飞　姜文奇
　　　　　　梁　军　陆　舜　邱　林　戎铁华　邵志敏　沈　琳
　　　　　　王绿化　徐兵河　徐瑞华　周芳坚

3

序

17 世纪英国哲学家培根说:"读史使人明智"。

能使人明智的历史,首先必须是"信史"——真实可信的历史也!

信史之所以使人明智,因其可借鉴、可挖掘、助人免犯错、前进免弯路。

《中国临床肿瘤学年度研究进展 2015》就是基于这样的理念——可信、可读、积淀、传承编撰而成。

入选年度重大进展的研究,必须是前瞻性、确定性并经过同行评议、可以改变临床实践的研究,这也是中国临床肿瘤学会确定某一个临床研究是否为临床一级证据的依据。证据强度强,是可信的唯一前提。

可读,则源于对年度进展写作结构的创新。将枯燥的海量数据梳理成条条缕缕,勾画出强势学科的地理分布和学术大咖的年度成就,而后是学科进展。读后自会掩卷沉思:我在哪里? 我能否更强?

具体负责年度进展数据采集和写作的是 CSCO 的青年委员们。手捧这凝聚着无数人心血的知识结晶,梁启超的"少年中国说",自然而然演绎为"少年强则学会强、少年智则学会智"。洋溢于心中的这些慷慨激昂诗句,是学会无穷生命力得以传承的象征。

2015 年,是中国临床肿瘤学会注册成为国家一级学会的元年。数年后蓦然回首,元年启动的这项工作,将会成为历史印记,记录着中国临床肿瘤学的发展轨迹,留下了点点滴滴的骄傲和遗憾,为后来者提供前进的印鉴,一切能做得更好!

吴一龙

中国临床肿瘤学会(CSCO)理事长

2016 年 4 月 6 日写于凌晨

目　录

目 录

研究筛选流程和年度重要进展

在中国,癌症负担(cancer burden)逐年增长,自 2010 年起,癌症已成为中国首要杀手。2016 年 1 月 25 日,《CA:临床医师癌症杂志》(*CA Cancer J Clin*)在线发表了国家癌症中心公布的 2015 年癌症统计数据[1]。该资料来源于中国 72 个地区以人口为基础的癌症注册数据,基于我国总人口数的 6.5%,估算在 2015 年的新发肿瘤病例和死亡病例。同时涵盖了 22 个注册单位 2000—2011 年的癌症登记数据,用于分析中国癌症发病及死亡趋势。该研究报告分析数据跨度之长,覆盖面之广弥补了中国癌症统计长期的缺陷。从这一系统工程中可以看出,我国政府正在逐步规范和拓展肿瘤登记网络,为肿瘤病因学研究和治疗措施评价提供重要的参考数据。

与此同时,中国临床肿瘤学研究者抓住机遇,与时俱进,发挥本国优势,探索亚裔和欧美人种分子遗传学的差异,在肿瘤的基础、临床和转化性研究方面取得了越来越多的成绩,也开始在国际舞台上崭露头角,逐步从"参与"发展成"主导",从"赶潮儿"转身为"弄潮儿",为世界癌症研究提供了独特的思路和证据。例如,依托于中国胸部肿瘤研究协作组(Chinese Thoracic Oncology Group,CTONG)、中国胃肠肿瘤临床研究协作组(Chinese Gastrointestinal Oncology Group,CGOS)和中国乳腺癌临床研究协作组(China Breast Cancer Clinical Study Group,CBCSG)等协作组织,发起了多项国内多中心临床研究,成果发表在 *Lancet Oncology*、*JCO* 等极具影响力的国际肿瘤学期刊上,越来越多的中国好声音唱响世界舞台。

ASCO(American Society of Clinical Oncology)和 AACR(American Association for Cancer Research),两大全球有重大影响力的肿瘤学术组织,从 2005 年开始每年发布年度进展报告,分别梳理当年肿瘤学在临床和基础研究领域的重要研究成果,逐年累计的进展报告让我们从中窥见肿瘤学整体的发展脉络[2-12]。然而,对我国的临床肿瘤工作者而言,ASCO 年度进展报告往往局限于西方人群,缺乏东方人种特有的肿瘤基因组特征,并不符合本国国情。我国的研究者可以借鉴 ASCO 的进展和指南,但在临床实践中难以全盘照抄。此外,ASCO 年度进展报告虽然有提及外科和放射治疗,但笔墨略少,不利于肿瘤多学科均衡发展。基于此,中国临床肿瘤学会(Chinese Society of Clinical Oncology,CSCO)筹划推出具有中国特色的 CSCO 年度进展报告,立足于中国本土的数据,形成中国临床肿瘤学发展脉络,也为即将颁布的 CSCO 临床指南提供重要参考依据,真正服务于中国的临床实践。

2015 CSCO 年度进展报告将首次推出,该报告系统总结了 2014 年 9 月 1 日至 2015 年 8 月 31 日由中国大陆学者主要参与发表的、与临床研究相关的肿瘤学文献。报告按照中国主要癌症类型(肺癌、胃癌、淋巴瘤、黑色素瘤、食管癌、肠癌、肝胆胰肿瘤、乳腺癌、泌尿系统肿瘤)分类整理,并重点介绍各个瘤种在过去一年来取得的主要研究成果,依据研究结果是否影响临床实践评选出重要进展(major advances)和值得关注的进展(notable advances)。本年度报告力求查全和查准,兼顾普适性和代表性,强调多学科团队协同合作(肿瘤内科、外科、放疗和病理),避免单一学科和机构评选导致的偏倚,致力于为广大同行提供一份客观、翔实可读的年度报告。此后将坚持力行,每个瘤种每年由一位主要负责人策划起稿,希望集结众人的智慧,保证年度进展报告的持续可发展生命力。在本报告筹划阶段,我们得到了北京大学第一医院图书馆和中国医学论坛报社的大力协助。

下面详细介绍年度进展报告的筛选流程和重要进展评价标准(图1)。

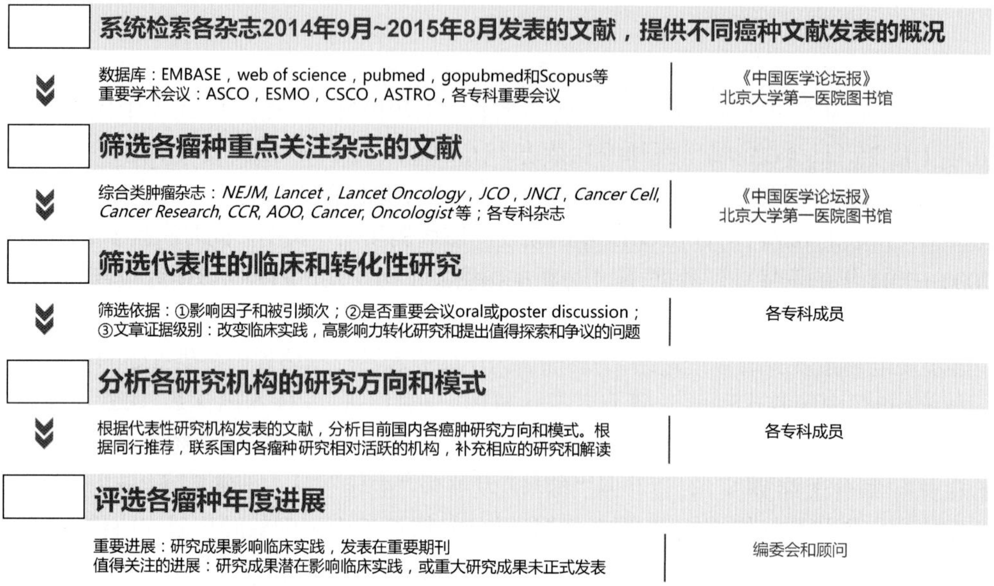

系统检索各杂志2014年9月~2015年8月发表的文献,提供不同癌种文献发表的概况

数据库:EMBASE,web of science,pubmed,gopubmed和Scopus等
重要学术会议:ASCO,ESMO,CSCO,ASTRO,各专科重要会议

《中国医学论坛报》
北京大学第一医院图书馆

筛选各瘤种重点关注杂志的文献

综合类肿瘤杂志:NEJM,Lancet,Lancet Oncology,JCO,JNCI,Cancer Cell,Cancer Research,CCR,AOO,Cancer,Oncologist等;各专科杂志

《中国医学论坛报》
北京大学第一医院图书馆

筛选代表性的临床和转化性研究

筛选依据:①影响因子和被引频次;②是否重要会议oral或poster discussion;③文章证据级别:改变临床实践,高影响力转化研究和提出值得探索和争议的问题

各专科成员

分析各研究机构的研究方向和模式

根据代表性研究机构发表的文献,分析目前国内各癌肿研究方向和模式。根据同行推荐,联系国内各癌种研究相对活跃的机构,补充相应的研究和解读

各专科成员

评选各瘤种年度进展

重要进展:研究成果影响临床实践,发表在重要期刊
值得关注的进展:研究成果潜在影响临床实践,或重大研究成果未正式发表

编委会和顾问

图1 中国临床肿瘤学年度研究进展筛选流程

(一)系统性检索中国2014年9月至2015年8月发表的文献

由北京大学第一医院图书馆和中国医学论坛报社负责系统检索,数据库来源主要有EMBASE、Web of Science、Pubmed、Gopubmed 和 Scopus 等。如"肺癌"的检索,以"(lung cancer[MeSH Terms]) AND ("2014/9/1"[Date - Publication] to "2015/8/31"[Date - Publication]) AND China[Affiliation]"作为检索词;各其他瘤种分别应用相应的主题词。此外,还查阅了肿瘤学领域重要的学术会议(ASCO,ESMO,CSCO)及各个专科重要会议的会议摘要。

(二)筛选各瘤种重点关注的杂志

除了在各个数据库进行系统检索外,还特别筛查了肿瘤学主流期刊(NEJM,Lancet,Lancet Oncology,JCO,JNCI,Cancer Cell,Cancer Discovery,Cancer Research,Clinical Cancer Research,The Annuals of Oncology,Cancer,Oncologist等)和各专科重要期刊,检索词同上。

(三)筛选临床和转化性研究并初步分析(未纳入部分高影响力的基础研究)

对上述系统性检索的文献进行初步评估,依据研究内容筛选出临床研究或转化性研究相关的文章。此外,收集中国临床肿瘤学会青年专家委员会(简称青委会)成员和国内各研究活跃的肿瘤中心的意见,根据他们平时对文献的捕捉、解读和理解,推荐他们认为最重要的文献,进行整合;征求纳入文献的研究团队参与者的意见,最大限度地降低解读偏差。

2014年9月1日至2015年8月31日由中国大陆学者主要参与发表的、临床研究相关的肿瘤学文章共 24 159 篇,其中乳腺癌、肺癌和泌尿系肿瘤等几大主要瘤种发表文章数量较多。图2展示了各大瘤种发表文章的数量及所占比例。

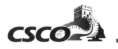

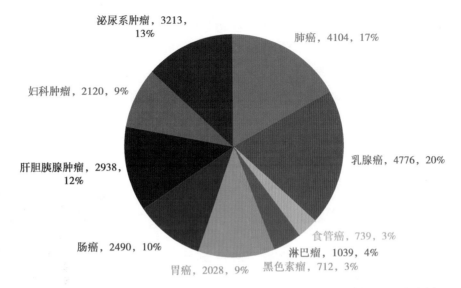

图2 2014年9月1日至2015年8月31日各瘤种发表文章数量及所占比例

（四）单独进行各个瘤种杂志发表文章数量排名并分析重点杂志发文情况

单独排出各个瘤种发表文章数量前20位的期刊，并列出其影响因子和文章发表数目。同时，统计肿瘤学和各专科主流期刊的发表文章数量。具体结果见各章节。

（五）分瘤种进行第一作者、通讯作者和研究机构发表文章数量排名

统计所有的入选文章，进行第一作者、通讯作者、研究机构发表文章数量排名。发表文章数量较多的瘤种（如乳腺癌、肺癌等）还进行高引频作者和高引频机构排名。具体结果见各章节。

（六）分析各研究机构主要的研究方向和模式

依据上述统计结果，分析各研究机构的主要研究瘤种及具体研究方向。总结、比较其中的异同之处，为各研究机构之间相互借鉴学习，明确学科优势和短板提供参考依据。

（七）参考影响因子、被引频次和文章证据级别遴选进入年度报告的重要研究

对所有入选的文章，综合分析以下三方面的指标来筛选年度进展：

1. 文章所发表杂志的影响因子和单篇文章的被引用频次。

2. 文章是否被学科重要会议列入 oral presentation 或 poster discussion。

3. 文章的证据级别（Ⅰ级证据：多中心随机对照研究，有可能改变全球或中国的临床实践；Ⅱ级证据：单中心随机对照研究或较高影响力的转化医学研究；Ⅲ级证据：提出值得探索和争议的新问题研究）。

（八）评选出重要进展和值得关注的进展

依据文章结果是否影响（或潜在影响）临床实践评选各瘤种重要进展（major advances）和值得关注进展（notable advances），由《中国临床肿瘤学年度研究进展2015》编委会通过CSCO 2015年9月厦门会议和2015年12月武汉会议反复多次讨论最终定稿。编委会成员由9大癌肿中各瘤种3~4名不同学科不同医院和区域的团队成员和《中国临床肿瘤学年度研究进展2015》编委会顾问团组成。在评选过程中，秉承宁缺毋滥原则，遴选出真正改变或影响临床实践，或者改变对肿瘤生物学本质的理解和认识的重要研究。表1中整理了2015 CSCO年度进展报告的年度进展，详细的研究结果解读见各分章节。

表1 2015 CSCO 年度研究进展

癌种	主要作者	研究机构	研究摘要	出版刊物/会议	影响因子	临床实践意义	证据级别
肺癌	吴一龙 杨志新[13]	广东省人民医院 "国立台湾大学"	二代 EGFR-TKIs afatinib 两个国际多中心一线临床试验汇总分析 (LUX-LUNG 3+LUX-LUNG 6)	Lancet Oncology	24.69	EGFR 19del 和 L858R 虽同为 EGFR 活化突变,但是两种生物学行为不同的疾病,靶向治疗和化疗的组合策略需区别对待,为肿瘤精准治疗提出了更高的要求	I级,多中心 RCT,改变国际临床实践,重要进展
肺癌	杨志新 吴一龙[14]	"国立台湾大学" 广东省人民医院	二代 TKI 在 EGFR 少见突变患者中疗效分析 (LUX-LUNG 2+LUX-LUNG3+LUX-LUNG 6)	Lancet Oncology	24.69	阐明 EGFR 少见突变的分子流行病学特征,G719X、L861Q、S768I 等少见突变可显著获益于二代 TKI,而对于原发 T790M 突变和 20 外显子插入作用有限,体现肺癌精准靶向治疗的优化	I级,多中心 RCT,重要进展
肺癌	周彩存[15]	同济大学附属上海肺科医院	贝伐单抗联合紫杉醇卡铂 (B+PC) 用于晚期非鳞 NSCLC 的一线治疗 (BEYOND)	J Clin Oncol	18.43	抗血管生成联合铂双药化疗 (B+PC) 可作为非鳞 NSCLC,尤其是标准一线方案 (BEYOND),EGFR 状态未明或野生型患者。和十年前同样设计的 ECOG 4599 相比,生存期翻倍,生存曲线形态迥异,归因于亚裔和欧美人种的遗传特征差异近十多年肺癌领域治疗的飞跃	I级,多中心 RCT,改变中国的临床实践,重要进展
肺癌	周清,吴一龙[16]	广东省人民医院	EGFR 野生型晚期肺腺癌二线治疗选择 (CTONG 0806)	Annuals of Oncology	7.04	CTONG0806 是首个在 EGFR 野生型晚期肺腺癌中对比二线培美曲塞单药和 gefitinib 疗效的 II 期临床试验。EGFR 野生型二线单药化疗显著优于 EGFR-TKI。纠正了长期以来靶向治疗可用于野生型患者的误导,肺癌精准治疗的内涵在于靶点,线数的影响微弱	I级,多中心 RCT,改变中国临床实践,值得关注进展

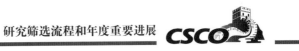

续表

瘤种	主要作者	研究机构	研究概要	出版刊物/会议	影响因子	临床实践意义	证据级别
肠癌	邓艳红，汪建平[17]	中山大学附属第六医院	局部进展期直肠癌新辅助治疗模式探讨 RT+5FU vs. RT+FOLFOX vs. FOLFOX (FOWARC)	ASCO	口头报告	对于局部进展期直肠癌，当前NCCN推荐放疗，但该模式对远处转移联合单药物控制不佳，增强同期全身药物强度能否取得更佳的肿瘤退缩，提高微转移控制值得研究；另一方面，标准治疗影响患者的肛门功能和性功能，且术后的并发症率高，而单纯新辅助化疗选择性应用放疗也值得探索。该RCT推断，与5-FU联合同期放疗相比，mFOLFOX6联合同期放疗患者的pCR率更高；而单纯放疗患者的pCR率更高，且mFOLFOX6新辅助化疗患者有相似的显著降期率，且毒性和术后并发症发生率低。为其他肿瘤新辅助治疗模式提供了借鉴	Ⅰ级，多中心RCT，可能改变临床实践，值得关注进展
肠癌	李进，秦叔逵[18]	复旦大学附属肿瘤医院 解放军第八一医院	晚期直肠癌瑞戈非尼亚洲数据（CONCUR研究）	Lancet Oncology	24.69	CONCUR试验在亚洲转移性结直肠癌人群中评估瑞戈非尼的临床疗效，为瑞戈非尼在难治性转移性转移直肠癌患者的安全性和有效性提供了亚洲人群重要证据	Ⅰ级，多中心RCT，改变中国临床实践，重要进展
肠癌	徐瑞华[19]	中山大学附属肿瘤医院	晚期肠癌最佳支持治疗对比法米替尼多中心随机对照研究	ASCO GI	口头报告	二线治疗失败后的晚期CRC目前没有标准治疗方案。法米替尼小分子多靶点受体酪氨酸激酶抑制剂主要通过抑制血管生成发挥作用。总体而言，法米替尼耐受性良好，毒性可控。法米替尼改	Ⅱ级，Ⅱ期多中心，改变中国临床实践，值得关注进展

续表

瘤种	主要作者	研究机构	研究概要	出版刊物/会议	影响因子	临床实践意义	证据级别
						善了晚期转移性结直肠癌患者的PFS，提高治疗组的ORR和DCR，具有良好的安全性和耐受性，是一种具有前景的多靶点药物	
肠癌	许剑民[20]	复旦大学附属中山医院	术前肝动脉和区域动脉灌注化疗（PHRAC）对II期和III期结直肠癌（CRC）患者预后的影响	ASCO GI	口头报告	在原发灶结直肠根治性切除后，肝转移发生率高达30%。因此，预防术后肝转移是改善结直肠癌手术疗效的关键。该RCT入组中国5个中心688例患者，提示肝动脉灌注化疗可减少III期CRC患者的异时性肝转移的发生，同时改善DFS和OS。为预防术后肝转移提供了一种令人鼓舞的治疗选择	I级，III期多中心，改变中国临床实践，值得关注进展
胃癌	李进 秦叔逵[21]	复旦大学附属肿瘤医院 解放军第八一医院	阿帕替尼用于晚期胃癌三线治疗	J Clin Oncol 2015 ESMO	18.43	阿帕替尼（Apatinib）作为我国自主研发的抗血管生成的1.1类新药，高选择性作用于VEGFR2的小分子酪氨酸激酶抑制剂。该研究提示对于二线化疗失败的晚期胃癌，阿帕替尼是可选的药物，可延长总生存时间，降低死亡风险。因此，阿帕替尼获得我国正式批准上市，单药适用于既往接受过2种化疗后进展或复发的晚期胃腺癌或胃 - 食管结合部腺癌	I级，多中心RCT，改变中国临床实践，重要进展

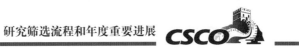

续表

瘤种	主要作者	研究机构	研究概要	出版刊物/会议	影响因子	临床实践意义	证据级别
胃癌	王金万 沈琳[22]	中国医学科学院 北京大学肿瘤医院	mDCF，晚期胃癌一线治疗	Gastric cancer	3.99	多西他赛在中国获批晚期胃癌的一线治疗适应证	I级，多中心 RCT，改变中国临床实践，值得关注进展
乳腺癌	胡夕春[23]	复旦大学附属肿瘤医院	复发转移性三阴性乳腺癌 mTNBC 选择铂类还是紫杉醇类药物更能延长患者生存期	Lancet Oncology	24.69	复发转移性三阴性乳腺癌（mTNBC）一直是临床关注焦点。在采用联合化疗时，选择铂类药物还是紫杉醇类药物更能延长患者生存期，减少毒副反应，一直是国际的同题。该研究颇有争议领域的同题。是目前国内乳腺癌领域的一项原创、高水平临床研究，对于 mTNBC 一线选择含铂类方案提供了重要的依据	I级，多中心 RCT，改变国际临床实践，重要进展
食管癌	乔友林[24]	中国医学科学院肿瘤医院	胃镜用于食管癌早期筛查：选取食管癌高发区的河北磁县居民行内镜下筛查，以 40~69 岁作为研究对象，选取磁县辖北的 14 个村落作为干预组，进行内镜下卢戈液染色，对不典型增生、食管癌患者进行规范治疗；另选取南边 10 个村	J Clin Oncol	18.43	目前针对食管癌尤其是食管鳞癌，尚无全球性的早期筛查建议或指南。该流行病学研究在国际上首次证明食管癌高发区内镜筛查可以降低食管发病率与病死率。通过一次内镜下染色内镜，可以发现食管上皮不典型增生与食管癌，及时干预治疗，从而在总体	I级，多中心 RCT，改变国际和中国临床实践，重要进展

续表

瘤种	主要作者	研究机构	研究概要	出版刊物/会议	影响因子	临床实践意义	证据级别
			落作为对照，干预组和对照组之间有16个村落间隔，组成地理上的缓冲区，以减少人群交互流动的影响，所有干预组和1/10的对照组人群完成调查问卷，主要研究终点是两组间食管癌的累积发病率和死亡率。符合入组要求的干预组人群共6827人。在随访后10年的跟踪随访中，共652人发生食管癌，542人死于食管癌。与对照组相比，干预组人群累积死亡率明显下降。并且，干预组组食管癌的发病率显著低于对照组			上降低高发区人群的食管发病率与病死率。这一成果有利于政府制定更有效的食管癌防治决策、合理高效地调配社会资源，提高我国食管癌的早诊率	
淋巴瘤	黄河，林桐榆[25]	中山大学附属肿瘤医院	比较恩替卡韦和拉米夫定在弥漫大B细胞淋巴瘤患者中抑制HBV再激活的疗效。全国多中心Ⅲ期临床试验，研究一共入组121例弥漫大B细胞淋巴瘤(DLBCL)患者，既往都未接受过化疗	JAMA	35.29	淋巴瘤是与免疫异常相关疾病，病毒感染可引起免疫异常；淋巴瘤的治疗会引起免疫抑制，免疫抑制可能引起病毒再激活。乙型肝炎病毒(HBV)再激活是其中棘手的问题。NHL患者中HBsAg阳性率12%~30%，75%~80%为B细胞淋巴瘤。淋巴瘤患者化疗后再激活率高于其他肿瘤，本研究提示HBsAg阳性患者化疗后病毒再激活率为24%~53%。HBsAg阳	I级，多中心RCT，改变国际和中国临床实践，重要进展

续表

瘤种	主要作者	研究机构	研究概要	出版刊物/会议	影响因子	临床实践意义	证据级别
						性的 DLBCL 患者接受 R-CHOP 方案时,恩替卡韦较拉米夫定更能降低乙型肝炎发生率及 HBV 再激活。本研究确立乙肝携带接受免疫化疗中抗病毒药物的国际标准	
淋巴瘤	石远凯[26]	中国医学科学院肿瘤医院	西达本胺用于复治外周 T 细胞淋巴瘤	Annuals of Oncology	7.04	上市具有中国自主知识产权的 HDAC 抑制西达本胺	II级,前瞻性II期多中心,提出争议问题,值得关注进展
肝胆胰脾肿瘤	徐骁,郑树森[27]	浙江大学附属第一医院	无论是尸体肝移植还是活体肝移植,符合杭州标准的肝癌受者均获得满意的术后生存率	GUT	11.34	肝移植杭州标准可使更多的肝癌患者从肝移植中获益	III级,提出争议问题和意义的转化重要的研究,值得关注进展
肝胆胰脾肿瘤	任正刚,叶胜龙[28]	复旦大学附属中山医院	预防性使用尿素软膏可以显著减少索拉菲尼肝癌用药 12 周手足综合征发生率,显著推迟手足综合征首次发生时间	J Clin Oncol	18.428	预防性使用尿素软膏可明显改善应用索拉菲尼治疗肝癌患者生活质量	I级,多中心 RCT,改变中国临床实践,值得关注进展

注:按瘤种排序,排名不分先后。2014 年 9 月 1 日至 2015 年 8 月 31 日

参 考 文 献

1. Chen W, Zheng R, Baade PD, et al. Cancer statistics in China, 2015. CA Cancer J Clin, 2016, 66: 115-132.

2. Herbst RS, Bajorin DF, Bleiberg H, et al. Clinical Cancer Advances 2005: Major Research Advances in Cancer Treatment, Prevention, and Screening—A Report From the American Society of Clinical Oncology. J Clin Oncol, 2006, 24: 190-205.

3. Ozols RF, Herbst RS, Colson YL, et al. Clinical Cancer Advances 2006: Major Research Advances in Cancer Treatment, Prevention, and Screening—A Report From the American Society of Clinical Oncology. J Clin Oncol, 2006, 25(1): 146-162.

4. Gralow J, Ozols RF, Bajorin DF, et al. Clinical Cancer Advances 2007: Major Research Advances in Cancer Treatment, Prevention, and Screening—A Report From the American Society of Clinical Oncology. J Clin Oncol, 2008, 26: 313-325.

5. Petrelli NJ, Winer EP, Brahmer J, et al. Clinical Cancer Advances 2009: Major Research Advances in Cancer Treatment, Prevention, and Screening—A Report From the American Society of Clinical Oncology. J Clin Oncol, 2009, 27: 6052-6069.

6. Winer E, Gralow J, Diller L, et al. Clinical Cancer Advances 2008: Major Research Advances in Cancer Treatment, Prevention, and Screening—A Report From the American Society of Clinical Oncology. J Clin Oncol, 2009, 27: 812-826.

7. Krismg, Benowitz SI, Adams S, et al. Clinical Cancer Advances 2010: Annual Report on Progress Against Cancer From the American Society of Clinical Oncology. J Clin Oncol, 2010, 28: 5327-5347.

8. Vogelzang NJ, Benowitz SI, Adams S, et al. Clinical Cancer Advances 2011: Annual Report on Progress Against Cancer From the American Society of Clinical Oncology. J Clin Onco, 2012, 30: 88-109.

9. Roth BJ, Krilov L, Adams S, et al. Clinical Cancer Advances 2012: Annual Report on Progress Against Cancer From the American Society of Clinical Oncology. J Clin Oncol, 2013, 31: 131-161.

10. Patel JD, Krilov L, Adams S, et al. Clinical Cancer Advances 2013: Annual Report on Progress Against Cancer From the American Society of Clinical Oncology. J Clin Oncol, 2014, 32: 129-160.

11. Masters GA, Krilov L, Bailey HH, et al. Clinical cancer advances 2015: Annual report on progress against cancer from the American Society of Clinical Oncology. J Clin Oncol, 2015, 33: 786-809.

12. Dizon DS, Krilov L, Cohen E, et al. Clinical Cancer Advances 2016: Annual Report on Progress Against Cancer From the American Society of Clinical Oncology. J Clin Oncol, 2016, 34: 987-1011.

13. Yang JC, Wu YL, Schuler M, et al. Afatinib versus cisplatin-based chemotherapy for EGFR mutation-positive lung adenocarcinoma (LUX-Lung 3 and LUX-Lung 6): analysis of overall survival data from two randomised, phase 3 trials. Lancet Oncol, 2015, 16: 141-151.

14. Yang JC, Sequist LV, Geater SL, et al. Clinical activity of afatinib in patients with advanced non-small-cell lung cancer harbouring uncommon EGFR mutations: a combined post-hoc analysis of LUX-Lung 2, LUX-Lung 3, and LUX-Lung 6. Lancet Oncol, 2015, 16: 830-838.

15. Zhou C, Wu YL, Chen G, et al. BEYOND: A Randomized, Double-Blind, Placebo-Controlled, Multicenter, Phase Ⅲ Study of First-Line Carboplatin/Paclitaxel Plus Bevacizumab or Placebo in Chinese Patients With Advanced or Recurrent Nonsquamous Non-Small-Cell Lung Cancer. J Clin Oncol, 2015, 33: 2197-2204.

16. Zhou Q, Cheng Y, Yang JJ, et al. Pemetrexed versus gefitinib as a second-line treatment in advanced nonsquamous nonsmall-cell lung cancer patients harboring wild-type EGFR (CTONG0806): a multicenter randomized trial. Ann Oncol, 2014, 25: 2385-2391.

17. Deng Y, Chi P, Lan P, et al. A multi-center randomized controlled trial of mFOLFOX6 with or without radiation

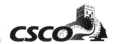
in neoadjuvant treatment of local advanced rectal cancer (FOWARC study): Preliminary results. J Clin Oncol, 2015,33:(suppl;abstr 3500).

18. Li J, Qin S, Xu R, et al. Regorafenib plus best supportive care versus placebo plus best supportive care in Asian patients with previously treated metastatic colorectal cancer (CONCUR): a randomised, double-blind, placebo-controlled, phase 3 trial. Lancet Oncol, 2015, 16:619-629.

19. Xu R-H, Shen L, Wang K, et al. A randomized, double-blind, parallel-group, placebo-controlled, multicenter, phase II clinical study of famitinib in the treatment of advanced metastatic colorectal cancer. J Clin Oncol, 2015,33:(suppl 3;abstr 513).

20. Xu J, Xia J, Gu Y, et al. Effect of preoperative hepatic and regional arterial chemotherapy on metachronous liver metastasis after curative colorectal cancer resection: A prospective, multicenter, randomized controlled trial. J Clin Oncol, 2015,33:(suppl 3;abstr 511).

21. Li J, Qin S, Xu J, et al. Apatinib for chemotherapy-refractory advanced metastatic gastric cancer: results from a randomized, placebo-controlled, parallel-arm, phase II trial. J Clin Oncol, 2013,31:3219-3225.

22. Wang J, Xu R, Li J, et al. Randomized multicenter phase III study of a modified docetaxel and cisplatin plus fluorouracil regimen compared with cisplatin and fluorouracil as first-line therapy for advanced or locally recurrent gastric cancer. Gastric Cancer, 2016, 19:234-244.

23. Hu XC, Zhang J, Xu BH, et al. Cisplatin plus gemcitabine versus paclitaxel plus gemcitabine as first-line therapy for metastatic triple-negative breast cancer (CBCSG006): a randomised, open-label, multicentre, phase 3 trial. Lancet Oncol, 2015, 16:436-446.

24. Wei WQ, Chen ZF, He YT, et al. Long-Term Follow-Up of a Community Assignment, One-Time Endoscopic Screening Study of Esophageal Cancer in China. J Clin Oncol, 2015,33:1951-1957.

25. Huang H, Li X, Zhu J, et al. Entecavir vs lamivudine for prevention of hepatitis B virus reactivation among patients with untreated diffuse large B-cell lymphoma receiving R-CHOP chemotherapy: a randomized clinical trial. JAMA, 2014, 312:2521-2530.

26. Shi Y, Dong M, Hong X, et al. Results from a multicenter, open-label, pivotal phase II study of chidamide in relapsed or refractory peripheral T-cell lymphoma. Ann Oncol, 2015, 26:1766-1771.

27. Xu X, Lu D, Ling Q, et al. Liver transplantation for hepatocellular carcinoma beyond the Milan criteria. Gut, 2015.

28. Ren Z, Zhu K, Kang H, et al. Randomized controlled trial of the prophylactic effect of urea-based cream on sorafenib-associated hand-foot skin reactions in patients with advanced hepatocellular carcinoma. J Clin Oncol, 2015,33:894-900.

中国临床肿瘤学肺癌
年度研究进展

2014 年 9 月 ~2015 年 8 月

中国临床肿瘤学会青年专家委员会

编　者:钟文昭[1]　刘　喆[2]　胡　毅[3]　王慧娟[4]　申　鹏[5]　冯卫能[6]　林　根[7]

邬　麟[8]　叶　波[9]　任胜祥[10]　樊　旼[11]　黄媚娟[12]　余宗阳[13]　徐松涛[14]

杨　林[15]　虞永峰[9]　赵　军[16]　胡　洁[14]　陈丽昆[17]　梁　颖[17]　杨浩贤[17]

汤传昊[18]　梁文华[19]　杨　帆[20]　乔贵宾[21]　程　超[22]　雷源源[23]

顾　问:吴一龙[1]　陆　舜[9]

编者单位:1.广东省人民医院;2.北京胸科医院;3.中国人民解放军总医院;4.河南省肿瘤医院;5.南方医院;6.佛山市第一人民医院;7.福建省肿瘤医院;8.湖南省肿瘤医院;9.上海市胸科医院;10.上海市肺科医院;11.复旦大学附属肿瘤医院;12.四川大学华西医院;13.福州军区总医院;14.复旦大学附属中山医院;15.深圳市第一人民医院;16.北京大学肿瘤医院 17.中山大学附属肿瘤医院;18.解放军307医院;19.广州医科大学附属第一医院;20.北京大学人民医院;21.广州军区总医院;22.中山大学附属第一医院;23.香港中文大学

文献数据由北京大学第一医院图书馆和《中国医学论坛报》提供

前　言

肺癌是中国目前发病率和死亡率最高的恶性肿瘤。2015年1月,美国总统奥巴马宣布了精准医疗计划。实际上,在肺癌的诊疗中,过去十年已贯穿了"精准医学"的理念。中国研究者抓住机遇,探索亚裔和欧美人种分子遗传学的差异,在肺癌的基础、临床和转化性研究取得了巨大的成绩,尤其是分子靶向药物和微创外科在临床的广泛应用,使肺癌患者的生活质量显著提高,生存期得到明显延长,肺癌有望成为真正意义的"慢性病"。

由中国临床肿瘤学会(Chinese Society of Clinical Oncology,CSCO)青委会肺癌组负责,在北京大学第一医院图书馆和《中国医学论坛报》的协助下,梳理了我国临床肿瘤学2014年9月1日至2015年8月31日肺癌年度进展,在2015年CSCO学术年会上进行了口头汇报并得到了来自各方的反馈。通过系统的总结回顾,一方面有助于发现我国临床研究与国际研究的差距,另一方面也将促进国内不同研究机构之间互相学习、促进和借鉴。

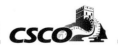

第一部分　研究成果概要

2014年9月1日至2015年8月31日由中国大陆学者主要参与发表的、临床研究相关的肺癌领域文献共4104篇,占临床肿瘤学总文献量的17%,仅次于乳腺癌,位居第二。

（一）文章发表数量与杂志影响因子分析

对国内发表肺癌文献量前20名的杂志及其影响因子进行分析（图1）,中国研究者文章主要集中发表于影响因子小于4分的杂志,其中 *Tumor Biology* 和 *PloS One* 发表文章数量最高。进一步分析肺癌领域主流的20种杂志及中国发表文章数目（图2）,另外几个波峰是 *Lung Cancer* 到 *JTO*, *AOO* 到 *CCR*,甚至 *JCO* 到 *Lancet Oncology* 也有令人满意的产出。最高影响力的杂志,如 *NEJM*、*Lancet*、*JAMA* 和 *CNS* 等,去年我国肺癌文献还是空白,是今后需要努力的方向。由此提示,中国肺癌研究者在保证文章数量的同时,更需要重视研究深度,为国际肺癌研究进展提供更高级别的证据。

（二）作者及研究机构的文章发表数量排名

统计文章发表量最多的前30名作者（图3）,排在前面的都是我们非常熟悉的肺癌领域专家,吴一龙、周彩存、何建行、陈海泉、宋勇、张力、韩宝惠、陆舜教授等。数据检索由北京大学第一医院图书馆提供,采用盲法进行筛查。

进一步汇总发表文章量最多的10个研究机构（图4）,其中位居前3位的分别是上海交通大学、南京医科大学、复旦大学。这一排名结果与我们平时的认知及以上的作者排名是相

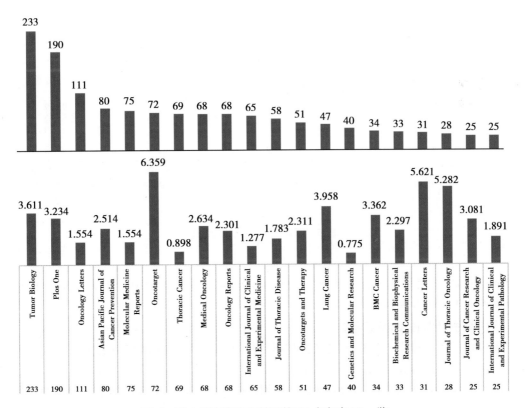

图1　国内发表肺癌文献量前20名杂志 IF 一览

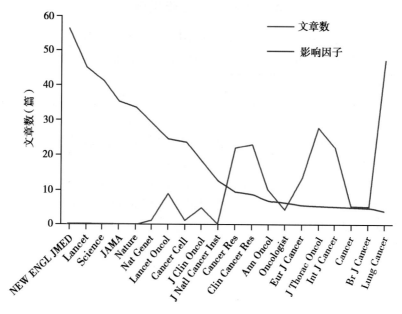

图2　20种重点杂志影响因子及发表肺癌文章数量

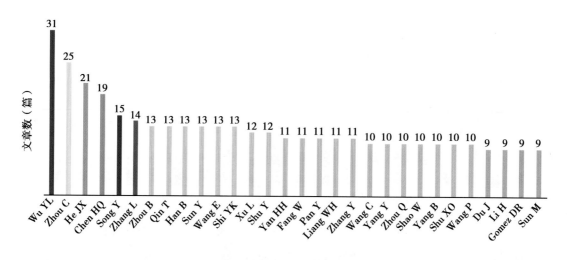

图3　作者发表量前30排名

吻合的。同时,为了尽可能减少偏倚,还联系了国内各研究机构的中青年学者,让他们提供本机构近1年来所发表的重要文献。

（三）高引频作者和机构排名

高引频作者的排名(图5)比照发表文章数量,可以看出引频次数与之呈正相关。由此可见,只有在进行了大量的基础研究工作后,才更有可能发出高质量的文章。

再以研究机构进行排名(图6),发表文章累计引用频数位居前3位的机构分别为复旦大学、上海交通大学、中山大学。

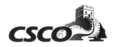

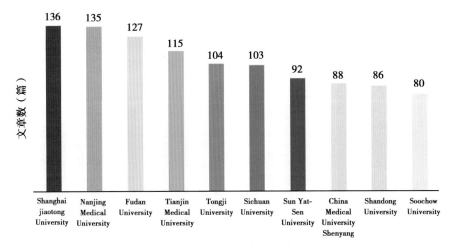

图 4 发表文章数量前 10 位的研究机构

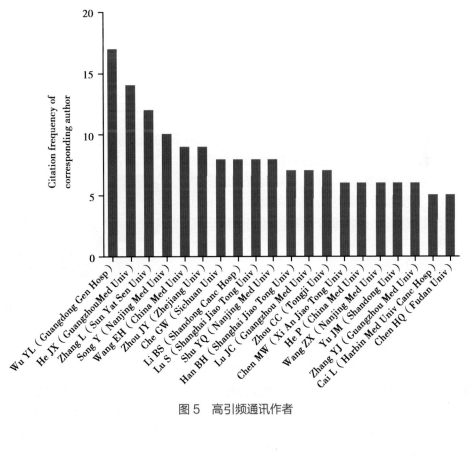

图 5 高引频通讯作者

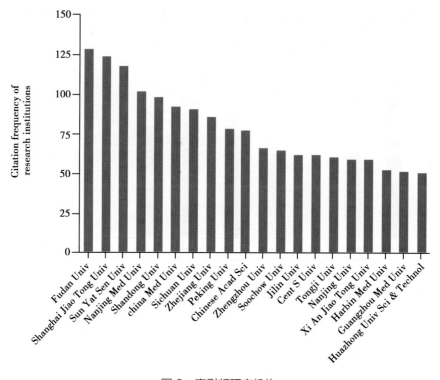

图 6　高引频研究机构

第二部分　主要研究进展

　　对所有入选文章进行系统梳理(图 7),可将中国肺癌的临床研究大致分为 5 类。首先,肺癌分子和病理分型是基础,液体活检和 TKI 耐药及靶向治疗优化也是重要热点,在此基础上衍生出多学科理念,技术进步推动了肺癌分期和微创外科。下面将从以上 5 个方面,逐一详细介绍我国肺癌临床研究的主要进展。

(一) 肺癌分子和病理分型

　　在过去 10 年里,我国研究者在肺癌的分子分型上做了大量的工作,并发现亚裔人种和欧美人种在肺癌的驱动基因谱上存在着巨大的差异。2015 年度在该研究方向做出重要贡献的研究机构主要有复旦大学

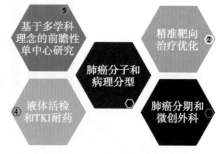

图 7　中国肺癌临床研究分类

附属肿瘤医院、中国医学科学院肿瘤医院、北京协和医院、解放军总医院、广东省人民医院等。

　　2011 年由 IASLC/ATS/ERS 推出的国际肺腺癌新分类里新增了微乳头型腺癌这一亚型,相比于乳头型腺癌,其在肿瘤细胞形态学表型上缺乏纤维血管核心[1]。基于肺腺癌新分类标准,Arne Warth 等回顾性分析了 500 例接受手术切除的肺腺癌患者的生存数据,结果提示,不同亚型肺腺癌患者预后差别较大,其中微乳头型腺癌患者预后较差[2]。该研究同时也提示我们,除了 TNM 分期是最关键的肺癌预后因子之外,肺腺癌新分类的病理亚型也是重要

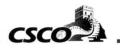

预后因子。此外,多项回顾性研究单独分析Ⅰ期肺腺癌患者,均提示微乳头型腺癌患者复发风险更高[3-5]。

肺腺癌是异质性较大的一类肿瘤,同一腺癌标本内通常含有多种细胞成分,除了微乳头型腺癌以微乳头成分为主外,其他类型腺癌如腺泡型、乳头型、实性型都可能混杂有微乳头状腺癌成分。复旦大学附属肿瘤医院陈海泉团队的研究分析了含有微乳头状成分肺腺癌患者的临床病理特征、无复发生存期(recurrence-free survival,RFS)、总生存期(overall survival,OS)和驱动基因谱[6]。该研究纳入了2007年10月至2013年5月单中心的1302例肺腺癌患者,依据病理组织切片中是否含有微乳头状腺癌成分将其分为3类:微乳头型为主腺癌(micropapillary predominant lung adenocarcinoma,MPP),含有≥5%微乳头状腺癌成分的腺癌(nonmicropapillary predominant tumors harboring a micropapillary component of at least 5%,MPC)和不含有微乳头状腺癌成分的腺癌(微乳头状腺癌成分<5%,MPC-negative)。共筛选出21例MPP患者和100例MPC患者,检测已知驱动基因(EGFR、KRAS、HER2、BRAF、ALK、ROS1和RET),同时对比分析MPP和MPC患者的RFS及OS。结果提示,121例含有微乳头腺癌成分的患者,105例发现有明确的驱动基因(EGFR突变93例,KRAS突变3例,HER2突变2例,BRAF突变1例,ALK融合4例,RET融合2例);单独分析21例MPP患者,20例(20/21,95.2%)患者含有明确的驱动基因,其中18例(85.7%)患者含有EGFR突变,HER2突变和RET融合阳性患者各1例。驱动基因突变频率在MPP和MPC患者之间无统计学差异。此外,研究者同时从MPC-negative患者中筛选出有较完整随访数据的272例患者,与MPC-positive(MPP和MPC)患者进行生存比较,结果显示,无论是RFS(P=0.016)还是OS(P=0.025),MPC-negative患者都显著优于MPC-positive患者。再对比MPP和MPC患者,两组患者总体RFS和OS均无统计学差异;而单独分析Ⅰ期患者,MPP患者RFS显著劣于MPC患者(P<0.001)。该研究首次对比了MPP和MPC患者的预后,其结果提示Ⅰ期MPP患者可能为侵袭性较强的一类肿瘤。众所周知,ⅠB期患者是否需要进行辅助化疗一直是争议很大的话题,临床指南中很多的高危因素缺乏循证医学证据。结合该研究的结果,作者提出了临床值得探索的问题:病理亚型能否成为辅助化疗的依据之一?尤其对于这一类侵袭性强的患者,ⅠB期是不是应该给予辅助化疗。上海复旦大学中山医院徐松涛等,回顾性分析了单中心187例ⅠB期完全切除术后腺癌患者,所有病理切片均采用2011年肺腺癌新分类重新评估。研究结果提示,实性腺癌是肿瘤复发的危险因素(HR=2.045,95%CI 1.172~3.568,P=0.012)[7]。2015年初发表在JCO的文章也提示,微乳头型腺癌和实性腺癌更能从辅助化疗中获得DFS(disease-free survival)的获益[8]。然而在临床实践中,目前尚无高级别循证医学证据支持依据肺腺癌亚型来决定患者是否接受辅助化疗,期待前瞻性临床研究进一步验证。

在病理分型不断细化的同时,肺癌的驱动基因谱也不断完善。近年来,一些低频的驱动基因正不断被发现和验证。成纤维生长因子(fibroblast growth factor,FGF)及其受体(fibroblast growth factor receptor,FGFR)普遍存在于正常细胞中,共同构成FGF信号通路,在细胞生长、分化、迁移、血管生成以及组织创伤修复中起重要作用。近年来的研究表明,该通路在肿瘤的发生、发展过程中也扮演重要角色。FGFR属于跨膜酪氨酸激酶受体家族(transmembrane receptor tyrosine kinase,RTK),包含FGFR1、FGFR2、FGFR3、FGFR4四种亚型。FGFR基因扩增、突变或转位均可以导致FGFR蛋白酪氨酸激酶激活,目前已在多种实体瘤中发现有FGFR融合基因。临床前研究证实,FGFR基因融合可以诱发和维持肿瘤生长,FGFR酪氨酸激酶抑制剂可以显著抑制 *FGFR* 基因融合的肿瘤细胞生长。然而，*FGFR* 融合基因在亚裔人种的发生率及其优势人群特征目前尚无详细报道。复旦大学附属肿瘤医院的陈海泉团队采用 RT-PCR 联合测序，在 1328 例手术切除的非小细胞肺癌（non-small cell lung cancer, NSCLC）标本中检测 *FGFR* 融合基因的发生率，并试图探寻 *FGFR* 融合阳性患者的临床和病理特征[9]。1328 例 NSCLC 中，腺癌 1016 例，鳞癌 312 例，其中 *FGFR* 融合在 NSCLC 中发生率为 1.3%（17/1328），鳞癌中的发生率高于腺癌 [3.5%（11/312）vs. 0.6%（6/1016）]。研究者同时还检测了 NSCLC 中其他驱动基因（*EGFR*、*KRAS*、*HER2*、*BRAF*、*ALK*、*RET* 和 *ROS1*）的变异状态，未发现 *FGFR* 融合基因与其他驱动基因共存。进一步比较 *FGFR* 融合阳性和非融合患者的临床病理特征，发现 *FGFR* 融合基因多见于吸烟者（94.1%，16/17，$P<0.001$）、大肿瘤（>3cm，88.2%，15/17，$P<0.001$）。该研究中，*FGFR* 融合阳性和非融合患者未见预后差别，然而，因为阳性患者例数较少，*FGFR* 融合基因的预后价值仍需后续大样本量的研究验证。本研究从较大的样本量来筛查 *FGFR* 融合基因的发生率及探寻可能的优势人群，为后续 FGFR 抑制剂的临床应用提供了初步依据。2015 年 WCLC 会议上，广东省人民医院张琪等报道采用 FISH 法在 200 例手术切除的肺鳞癌患者中检测 *FGFR1* 基因扩增状态。*FGFR* 扩增阳性患者共 37 例（18.5%），*FGFR* 扩增与患者吸烟状态无相关性。初步的生存分析结果提示，*FGFR* 扩增可能预示着更高的复发风险，然而，目前生存数据仍不成熟，无法得出确定的结论。针对 FGFR 通路改变（FGFR 扩增、突变、融合）在亚洲晚期实体瘤患者中开展的 BGJ398 口服给药 I 期临床试验目前正在入组，期待这些临床试验数据能给 *FGFR* 阳性患者的治疗带来新的希望，尤其是能在肺鳞癌患者中有所突破。然而，与 *c-MET* 基因变异类似，*FGFR* 的活化形式多样（扩增、突变、融合、FGFR1 蛋白过表达），究竟哪种检测方法才能更高效的预测 FGFR 抑制剂的疗效，仍需要更多探索。

除了基于驱动基因变异为靶点的分子靶向治疗，近年来，以程序性死亡受体 1（programmed cell death-1, PD-1）及其配体（programmed cell death-ligand 1, PD-L1）为靶点的免疫检查点（checkpoint）抑制剂成为肺癌免疫治疗的新兴热点。既往研究表明，*EGFR* 突变可以诱导 PD-L1 表达，而应用 EGFR-TKIs 则可以下调 PD-L1 表达[10]。那么 PD-L1 表达可否预测 EGFR-TKIs 的疗效呢？中山大学肿瘤医院张力教授团队的研究深入探讨了 PD-L1 表达与 EGFR-TKIs 疗效的关系，并进一步探索了 PD-L1 表达的预后价值[11]。该研究纳入了 170 例接受 EGFR-TKIs 治疗的晚期 NSCLC 患者，其中 99 例为 *EGFR* 突变患者，71 例为 *EGFR* 野生型。采用免疫组化法（immunohistochemistry, IHC）检测 PD-L1 表达。170 例患者中，PD-L1 表达率为 65.9%（112/170），PD-L1 表达与患者的年龄、性别、组织学类型、肿瘤分期和 *EGFR* 突变状态无相关性。单独分析肺腺癌患者，PD-L1 似乎在 *EGFR* 突变患者中阳性率更高，差异有边缘统计学意义 [71.9%（64/89）vs. 57.1%（32/56），$P=0.067$]。研究未发现 PD-L1 表达与 EGFR-TKIs 的疗效相关。进一步分析 PD-L1 表达与患者预后的关系，总体人群中，PD-L1 表达与患者的 OS 无相关。单独分析 *EGFR* 突变和野生患者，研究提示，*EGFR* 野生型人群中，PD-L1 表达阳性患者预后更差（HR 3.738，95%CI 1.341~10.419，$P=0.012$）。现今关于 PD-1/PD-L1 抑制剂的临床试验多认为 PD-L1 表达能预测免疫治疗获益人群。随着更多 PD-1/PD-L1 抑制剂的上市，有必要深入研究 *EGFR* 与 PD-L1 的关系，为后续 EGFR-TKIs 与 PD-1/PD-L1 抑制剂的联合用药提供更多理论依据。此外，对于 *EGFR* 野生型，PD-L1 高表达患者，免疫检查点治疗可能成为有希望的治疗手段。

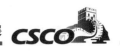

精准医学时代,肺癌的诊断不应仅局限于常规的组织学分类,分子分型也至关重要,这就对病理医师提出了更多挑战。尤其对于晚期肺癌患者,多数只能获取穿刺小标本,如何最大程度的利用标本,需要临床医师和病理医师的高效沟通,在满足临床病理分型和分子诊断的同时,还能进行更多转化研究,不断探寻新靶点,优化肺癌治疗。

(二) 精准靶向治疗优化

在肺癌分子分型的基础上,分子靶向治疗及优化也是肺癌研究中的重点。在这方面做出突出贡献的主要是 CTONG 的主要成员单位:广东省人民医院、同济大学附属上海市肺科医院、上海交通大学附属胸科医院、中山大学附属肿瘤医院、吉林省肿瘤医院、南京军区总医院、福建省肿瘤医院、北京协和医院等。

现今,已有 8 项 EGFR-TKIs 对比化疗的随机对照临床试验奠定了 EGFR-TKIs 在 *EGFR* 突变型患者中的一线治疗地位。但是,遗留下来两个问题:首先,这 8 个随机对照试验都仅提供给我们 PFS 获益的证据,最终 OS 是否改善目前尚存争议;其次,对于 *EGFR* 野生型患者,二线治疗有没有应用 EGFR-TKIs 的证据呢?

对于第二个问题,周清等的 CTONG0806 研究给了我们肯定的答案,对于 *EGFR* 野生型患者二线治疗不应该再使用 EGFR-TKIs[12]。CTONG0806 研究是首个在 EGFR 野生型晚期非鳞 NSCLC 患者中对比二线培美曲塞单药或 gefitinib 疗效的 II 期临床试验。结果显示,培美曲塞较 gefitinib 显著提高患者的中位 PFS(4.8 个月 vs. 1.6 个月,$P<0.001$);培美曲塞组患者中位 OS 亦有延长趋势(12.4 个月 vs. 9.6 个月,$P=0.077$)。该研究也是对肺癌精准治疗的完美阐释。美中不足的是,该研究入组的是经直接测序法证实的 *EGFR* 野生型患者,后续的探索性研究证实,在这类患者中仍存在低丰度的 *EGFR* 突变患者(测序法阴性,ARMS 法阳性),这类患者亦能从 EGFR-TKIs 治疗中获益[13]。同期的两个 Meta 分析也均证实,*EGFR* 野生型患者,二线化疗优于 EGFR-TKIs[14,15]。

虽然现在所有的指南都推荐 EGFR-TKIs 作为 *EGFR* 突变型晚期 NSCLC 的一线标准治疗方案,然而,在临床实践中,究竟是先化疗还是先靶向却一直存在争议。究其原因是,一线 EGFR-TKIs 并没有带来总生存的获益。OPTIMAL 和 ENSURE 两个研究的总生存的数据 2015 年也相继在 Annuals of Oncology 发表[16,17],与之前的研究结果一致,一线的 erlotinib 并没有带来患者 OS 的获益。而一线的 EGFR-TKIs 会不会影响二线化疗的疗效呢?曾珠等的单中心回顾性研究纳入了 203 例 *EGFR* 突变患者,旨在对比一线 EGFR-TKIs 失败二线化疗对比一线化疗失败二线 EGFR-TKIs 的疗效[18]。该研究纳入了 68 例一线 TKI 失败的 NSCLC 作为研究组,135 例一线接受化疗的作为对照。结果提示,二线化疗的客观缓解率(objective response rate,ORR)显著低于一线化疗(13.2% vs. 34.1%,$P=0.002$);PFS 也明显缩短(3.9 个月 vs. 6.9 个月,$P<0.001$)。相比,EGFR-TKIs 的 ORR(76.5% vs. 68.9%,$P=0.259$)和 PFS(11.0 个月 vs. 10.2 个月,$P=0.670$)却不受之前化疗的影响。这一结果让临床决策更加艰难。就在大家争议纷纷时,二代 EGFR-TKI afatinib 的汇总分析结果给这一争议带来了可能的答案。

中国台湾杨志新教授和广东省人民医院吴一龙教授汇总 afatinib 两个III期临床试验 LUX-lung3 和 LUX-lung6 的研究结果[19],首次发现 *EGFR* exon19del 和 L858R 可能为两种不同的疾病,应该区别对待。研究结果提示,*EGFR* exon19del 患者能从一线 afatinib 治疗上获得生存获益(31.7 个月 vs. 20.7 个月,$P=0.0001$),而 L858R 患者,一线应用 afatinib 没有生存获益,与一线化疗相比 OS 在数值上似乎更短(22.1 个月 vs. 26.9 个月,$P=0.16$)。这一研究提示我们,对于 *EGFR* exon19del 患者,一线 EGFR-TKI 是较好的选择;而对于 L858R 患者,一线 TKI 还是化疗,目前尚无定论。*EGFR* exon19del 和 L858R 应该区别对待,那么一代 TKI 是否也存在类似现象呢? 既往的单个研究没有看到两者的区别,是否与单个研究样本量较小有关呢? 期待研究者汇总一代 TKI 的数据,给我们一个明确的答案。

EGFR exon19del 和 L858R 占所有 *EGFR* 突变人群的 90%,而其余 10% 少见突变患者是一个异质性很强的群体,既往的研究报道,这类突变患者通常对一代 EGFR-TKIs 不敏感。从 afatinib 的几个临床试验结果来看,这些少见突变患者可能从 afatinib 治疗中获益。为进一步明确 afatinib 在 *EGFR* 少见突变患者中的疗效,研究者们汇总分析了 LUX-lung2、LUX-lung3 和 LUX-lung6 三大临床试验少见突变患者数据[20]。纳入 3 个临床试验中的少见突变患者,共 75 例,依据突变类型将其分为三组:18/21 外显子的点突变或插入突变(38 例);原发 T790M 突变(14 例);20 外显子插入突变(23 例)。三组患者接受 afatinib 的 ORR 分别为 71.1%、14.3% 和 8.7%;中位 PFS 分别为 10.7、2.9 和 2.7 个月;中位 OS 分别为 19.4、14.9 和 9.2 个月。单独分析较高频的少见突变患者:G719X(18 例)、L861G(16 例)、S768I(8 例)接受 afatinib 治疗的 ORR 分别为 77.8%、56.3%、100.0%;中位 PFS 分别为 13.8、8.2、14.7 个月。研究提示,afatinib 对于 G719X,L861G,S768I 等少见突变有较好的疗效,而对于原发 T790M 突变和 20 外显子插入突变作用有限。从之前的 8 个一线 TKIs 对比化疗的临床试验来看,在 *EGFR* 常见突变患者中,afatinib 相比一代 TKIs 并未体现出任何优势,毒性反而更大;本研究针对少见突变患者,似乎为 afatinib 找到了一线新希望。

EGFR 虽然是大家非常熟悉的靶点,然而这个老靶点却一直在演绎着新的故事。2015 年的 WCLC 会议上,吉林省肿瘤医院程颖院长报道了 JMIT 研究的初步结果。这项 Ⅱ 期随机对照研究,纳入初治 *EGFR* 敏感突变型非鳞 NSCLC 患者,入组患者 2∶1 随机分配接受吉非替尼 + 培美曲塞(G+P)和吉非替尼(G)单药,主要研究终点为评估一线吉非替尼联合培美曲塞较吉非替尼单药能否延长患者 PFS。研究共入组 191 例患者,G+P 联合组的中位 PFS 相对 G 单药组显著延长近 5 个月(15.8 个月 vs. 10.9 个月,HR=0.68,95%CI 0.48~0.96,*P*=0.029)。这一结果提示,联合培美曲塞治疗也许会延缓耐药的发生,与两种药物之间可能产生协同效应有关,需要开展相关生物标记物研究以对联合治疗的机制做更进一步的诠释。然而,我们最关注问题仍然为:这种 PFS 获益是否能够最终转换成 OS 获益? 目前 OS 结果尚未成熟,让我们拭目以待。这项研究代表了一个方向,那就是我们对有突变的患者目前的结果不满意,总是想更优化争取更长的生存期。该研究特点就是在一线中把副作用最大的铂去掉,显然,这会大大减少副作用和毒性,也是争议最大的,将一线化疗的基石——铂去掉的依据何在? 是否会导致疗效的降低同时影响了后续治疗上的排兵遣将呢? 当然,目前这个研究只是一个 Ⅱ 期临床研究,这意味还需要更高级别的证据支持。"

EGFR-TKIs 在 *EGFR* 突变型患者的地位毋庸置疑,而除 EGFR-TKIs 外,有无其他有前景的靶向药物呢? 显然,周彩存教授牵头的 CTONG0802 研究,回答了这一问题[21]。该研究纳入了 276 例晚期非鳞 NSCLC,随机 1∶1 接受紫杉醇卡铂(PC)+ 贝伐珠单抗(B)/ 安慰剂(Pl)。总体人群中,B+PC 组中位 PFS 显著优于 Pl+PC 组(9.2 个月 vs. 6.5 个月,*P*<0.001),B+PC 组中位 OS 也显著延长(24.3 个月 vs. 17.7 个月,*P*=0.0154)。再进一步根据患者 EGFR 突变状态分层分析,无论是 *EGFR* 突变型还是野生型患者,B+PC 均显著延长患者中位 PFS(*EGFR* 突变组:12.4 个月 vs. 7.9 个月;*EGFR* 野生组:8.3 个月 vs. 5.6 个月,*P*<0.001)。3 度不

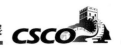

良事件发生率两组相当,贝伐珠单抗相关的不良事件主要有高血压和蛋白尿,但发生率都较低。这样的研究是非常鼓舞人心的,尤其是对于 *EGFR* 状态未明或者 *EGFR* 野生型非鳞 NSCLC 患者,B+PC 是很好的一线治疗方案。

同为抗血管生成药物,国产的重组人血管内皮抑制素(恩度,Endostar)在小细胞肺癌(small cell lung cancer, SCLC)中的研究却取得了阴性的结果。该 II 期研究由陆舜教授牵头,在初治的 SCLC 中,对比恩度联合化疗和单纯化疗的疗效[22]。研究共纳入 138 例晚期 SCLC,1:1 随机接受依托泊苷卡铂(EC)联合恩度或 EC,两组中位 PFS 无显著性差异(6.4 个月 vs. 5.87 个月,$P=0.2126$);总生存亦未见差异(12.1 个月 vs. 12.37 个月,$P=0.8119$)。由此可见,小细胞的靶向之路仍然异常坎坷。

随着更多靶向新药的不断上市,晚期 NSCLC 的治疗模式将依据病理和分子分型多元化,吴一龙教授总结了现阶段晚期 NSCLC 患者的治疗模式(表 1)。然而,肿瘤学的进展迅速,靶向药物联合应用的治疗模式也不断超越和挑战,如 EGFR-TKIs 联合贝伐珠单抗;未来,TKI 和免疫检查点抑制剂的联合也会开展,我们充满期待。

表 1　晚期 NSCLC 患者的推荐治疗模式

	EGFR/ALK/ROS1	Non-SCC	SCC
一线	TKIs	紫杉醇卡铂 + 贝伐珠单抗培美曲塞顺铂	含铂双药化疗
一线维持	TKIs	贝伐珠单抗 / 培美曲塞	
二线	三代 EGFR-TKIs 二代 ALK-TKIs 含铂双药化疗	PD-L1+ 免疫检查点抑制剂 PD-L1- 单药化疗	免疫检查点抑制剂
三线	单药化疗 免疫检查点抑制剂	单药化疗	单药化疗

(三)肺癌分期和微创外科

外科是最具个体化的学科,随机对照研究开展困难、周期漫长,但腔镜技术不断发展和微创外科理念潜移默化地改变着胸外科医生的手术方式。第 8 版 TNM 分期的 T、N、M 分期建议也在 2015 年问世,以期更好地指导临床治疗和预测患者预后。国内的众多研究机构如广州医科大学第一附属医院、四川大学华西医院、中山大学附属肿瘤医院、上海胸科医院、上海肺科医院、复旦大学中山医院等为肺癌微创外科的发展提高了宝贵的经验。

TNM 分期是目前最常用的肺癌患者预后指标,然而该分期只考虑了肿瘤大小、侵犯程度和淋巴结转移范围,没有综合考虑其他可能的预后因素,而且只能对特定人群进行风险分层而无法对单个病人进行个体化评估。鉴于此,广州医科大学第一附属医院的何建行教授联合国内七大医学中心开展了一项回顾性研究,通过制定临床列线图(nomogram)来预测手术切除的 NSCLC 患者的预后[23]。该项研究收集来自中国各大医学中心共 6111 例根治术后的非小细胞肺癌(NSCLC)患者,经过多因素分析,筛选出年龄、性别、病理类型、T 分期、N 分期、淋巴结采样数目等独立预后因素,并根据各因素对预后的影响大小按权重分配评分以建立 nomogram。该研究结果显示,nomogram 预测的生存和实际观察到的生存结果非常吻合,而且预后判别能力更优于 TNM 分期系统(二者拟合度指数 C-index 对比:0.71 vs. 0.68,

$P<0.01$)。为了验证这个nomogram的普遍适用性，研究者们利用了国际肺癌研究协会(IASLC)的官方数据进行了外部验证，验证队列的2148例患者绝大部分来自欧洲和北美，证实了这一模型同样适用于欧美NSCLC根治术后患者(C-index：0.67 vs. 0.64，$P=0.06$)。该nomogram使用简便，根据患者特征计算总分，即可获得相对应的1、3、5年生存率，适合临床上医生快速对患者进行个体化的生存预测。期待研究者们通过国际多中心数据库合作平台的方式，进一步将这一模型进行细化和完善，纳入驱动基因变异等分子标志物信息。然而国内少部分医院胸外科回顾性数据分析存在的缺陷，是基本资料如TNM分期、术中情况、病理亚型、N1淋巴结清扫和随访删失等的记录残缺，影响更有深度的数据挖掘。

近年来，电视辅助胸腔镜手术(video assisted thoracic surgery，VATS)已在各大医院广泛应用，何建行等进行的一项以倾向指数分析为基础的多中心研究表明，与传统开胸手术相比，VATS可减少术后并发症发生率(6% vs.16%)和术中出血量、减轻术后疼痛、缩短胸管停留时间和住院时间，但患者的术后总生存并无显著差异($P=0.07$)[24]。这是目前对比VATS和传统开胸手术预后的最大样本量研究，该研究确立了VATS手术在肺癌外科领域中的重要地位。四川大学华西医院刘伦旭等报道了单中心的外科经验，VATS下行上叶支气管和肺动脉的双袖状成型肺叶切除术，提出了VATS对复杂手术的可行性[25]。

随着低剂量螺旋CT筛查的普及，更多早期的肺癌被发现。目前的指南推荐肺叶切除是I期肺癌的标准治疗手段，而我们知道，I期肺癌是一类异质性非常大的疾病，包括预后非常好的原位腺癌(adenocarcinoma in situ，AIS)和微小浸润性腺癌(minimally invasive adenocarcinoma，MIA)。是否所有的I期肺癌患者都应该进行标准肺叶切除呢？肺叶切除和亚肺叶切除预后有无差别？亚肺叶切除中肺段和楔形切除有无差别呢？欧美和日本在开展三项随机对照研究，国内也已启动相关研究，复旦大学附属肿瘤医院陈海泉教授团队，针对目前这一肺癌个体化外科治疗的热点问题，系统性汇总了1980年至2014年42个对比肺叶和局限性切除的研究，并进行荟萃分析[26]。研究结果表明，无论是OS还是RFS，肺叶切除都显著优于亚肺叶切除。单独分析肿瘤T≤2cm的患者或年龄≥65岁的患者，肺叶切除仍然更优。进一步对比接受肺段和楔形切除患者，两组患者总生存无差别，接受肺段的患者有生存获益的趋势。该研究表明，目前尚无明确证据推翻标准肺叶切除的地位，患者的肿瘤直径或年龄不应该作为术式选择的依据。但这个荟萃分析也有较大的缺陷，纳入的42个研究多为回顾性研究，仅1个RCT研究和3个前瞻性研究，这些研究本身的可信度和各研究之间的异质性，必然会影响荟萃分析的质量。

在我们检索的数据中，这一年来，国内发表的综述共64篇，其中系统评价就占了非常大的比例(51篇)。现在，中国也成为meta分析的大国，甚至出现Springer数据库撤稿丑闻。然而，我们是不是随意选择一个问题和分子标记物就做meta分析呢？其实不然，meta分析的焦点应该是存在争议的重要问题，或者是罕见疾病的汇总，有合适的研究数量，最好方法学新颖，以及基于个体化数据的meta分析，才可能有真正临床实践意义的meta分析。

在外科技术进展的同时，以解剖为基础的TNM分期也在更新。第8版TNM分期之T分期预案2015年在JTO发表[27]，吴一龙教授作为唯一来自中国大陆的国际肺癌研究协会(IASLC)国际分期委员会委员，作为本文的senior author参与了此次修订。本次修订，IASLC收集了1999—2010年期间提交至CRAB(Cancer Research And Biostatistics)的肺癌患者数据，最后，研究共纳入77 156例肺癌患者。值得称赞的是，亚洲的日本、韩国和中国为本次研究

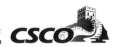

修订数据库贡献了超过欧美的病例数量,尤其是在早期手术切除患者,广东省人民医院贡献了中国数据。

随着胸腔镜和麻醉技术的进步,肺癌外科领域近年来兴起的一项挑战传统的技术——非插管胸腔镜肺叶切除术。最早开始探索该技术的是"国立台湾大学医学院"陈晋兴教授,其初步研究结果 2013 年发表在《胸外科年鉴》(*Ann Thorac Surg*)杂志上[28]。该研究表明非插管胸腔镜肺叶切除术是安全可行的,在特定的肺肿瘤患者它可以替代气管插管单肺通气。非插管局麻的潜在优势包括器官功能的快速恢复,避免气管插管相关的并发症,而对患者长期预后的影响目前仍不清楚。广州医科大学何建行团队近年来也开展了广泛深入的探索,刘君等也在 WCLC 做了报道。然而,该技术对麻醉要求较高,如何选择合适的人群,如何平衡快速康复和兼顾围术期稳定过渡,其近期和远期的获益如何,我们仍期待更有说明力的证据,才能在更大范围内普及和推广。

目前,微创技术、肺实质和淋巴结切除范围,围术期治疗以及肿瘤异质性和转化性研究是肺癌外科的几大研究热点。我国的肺癌外科领域的研究者们应该联合起来,一方面建立早期肺癌患者规范的基于真实世界的随访数据库,另一方面,需就临床有争议的问题开展前瞻性临床研究。

(四)液体活检和 TKI 耐药

EGFR-TKIs 的耐药问题一直是困扰着临床医生的难题,如何动态监测治疗疗效、提前发现耐药并及时干预、克服耐药已然成为研究的热点。近年来,随着液体活检的进步,为这一问题提出了重要的思路。以北京肿瘤医院、复旦大学附属肿瘤医院及广东省人民医院为代表的多家机构为该命题做出了主要贡献。

EGFR T790M 突变介导了约 50% 的 TKI 获得性耐药,既往认为,T790M 突变是 TKIs 刺激后的二次突变;而近年来越来越多的研究发现在部分初治的 *EGFR* 突变患者中即存在 T790M 突变。那么基线 T790M 阳性的患者,EGFR-TKIs 的疗效会不会受影响呢? TKI 治疗过程中 T790M 丰度的动态变化能否预测患者对 EGFR-TKIs 的疗效呢?北京大学肿瘤医院的王洁教授团队的研究正回答了这些问题[29]。该研究纳入了 135 例接受 EGFR-TKIs 治疗的晚期 NSCLC 患者,其中 130 例在服药前进行了 *EGFR* 基因检测(*EGFR* 突变患者 91 例,*EGFR* 野生型患者 39 例),所有患者接受 TKIs 治疗的中位 PFS 均超过 6 个月。135 例患者均采集了临床进展后的外周血标本,其中 103 例患者采集了服药前基线和进展后配对的外周血标本。分别采用 ARMS 法和数字 PCR(D-PCR)法检测患者基线状态和进展后外周血游离 DNA(cell-free DNA,cf-DNA)中 T790M 突变状态。结果提示,D-PCR 法较 ARMS 法敏感度更高。在基线状态,采用 D-PCR 法检测的 T790M 阳性率显著高于 ARMS 法(31.1% vs. 5.5%),进展后患者亦如此(43.0% vs. 25.2%)。所有经 ARMS 法诊断的 T790M 突变患者,都被 D-PCR 法确认。基线 T790M 阴性的患者(D-PCR 法确认)接受 TKI 治疗的中位 PFS 显著优于基线 T790M 阳性的患者(12.1 个月 vs. 8.9 个月,$P=0.007$);患者的总生存亦更长(31.9 个月 vs. 19.3 个月,$P=0.001$)。而耐药后的 T790M 状态与患者接受 TKI 治疗的中位 PFS 和 OS 无相关性。配对定量分析患者基线和进展后 T790M 突变量,纳入 53 例 T790M 突变量在耐药前后有变化的患者,分为两组:T790M 突变量增高组($n=34$ 例);T790M 突变量降低组($n=19$ 例)。对比两组患者的中位 PFS 和 OS,结果发现,T790M 突变量增高组的 PFS 和 OS 均显著优于 T790M 突变量降低组(PFS:11.6 个月 vs. 7.1 个月,$P=0.044$;OS:26.3 个月 vs. 19.3 个月,

$P=0.015$）。然而，该研究仅为回顾性分析，且入组例数较少，基线 T790M 突变的预测和预后意义尚需要大样本前瞻性研究证实。但该研究的方法为我们进一步的液体活检动态监测疗效指引了方向。

由香港中文大学 Tony Mok 教授和广东省人民医院吴一龙教授牵头的 FASTACT-2 研究（随机、安慰剂对照的化疗联合 erlotinib 间插用于晚期 NSCLC 一线治疗），前瞻性收集了入组患者的组织和动态外周血标本（基线、化疗第 3 周期 C3、进展），研究者回顾性检测了患者组织标本和外周血中 EGFR 突变状态，旨在对比组织和外周血检测 EGFR 突变的一致性，同时探索性分析血浆 EGFR 状态对 TKI 疗效的预测作用[30]。本研究采用罗氏诊断开发的 cobas 4800 FFPET test 和 cobas 4800 blood test 分别进行组织和血浆 EGFR 突变检测。共238 例患者拥有组织和血浆的配对标本，组织和血浆标本检测的吻合度为 88%（209/238）；以组织 EGFR 的突变状态作为标准，血浆 EGFR 检测的敏感度为 75%（72/96），特异度为 96%（137/142）；阳性预测值和阴性预测值分别为 94%（72/77）和 85%（137/161）。进一步探讨基线 cf-DNA EGFR 突变状态对 TKIs 疗效的关系。共 447 例患者采集了基线的血浆标本，其中 cf-DNA EGFR 突变的患者 144 例，EGFR 野生型患者 303 例。在 cf-DNA EGFR 突变阳性的患者中，接受 erlotinib 治疗的患者中位 PFS 显著优于安慰剂组（13.1 个月 vs. 6.0 个月，$P<0.0001$）；erlotinib 组总生存亦显著延长（29.3 个月 vs. 18.8 个月，$P=0.0044$）。而在 cf-DNA EGFR 突变阴性的患者中，erlotinib 组对比安慰剂组，中位 PFS 和 OS 均无显著性差异。研究者同时分析了基线 cf-DNA EGFR 突变患者，C3 时 EGFR 的动态变化情况与 erlotinib 疗效的关系。合并分析 erlotinib 组和安慰剂组患者，C3 时外周血仍然可以检测到 EGFR 突变的患者相比于 EGFR 突变阴性患者，中位 PFS 和 OS 更差（PFS：7.2 个月 vs. 12.0 个月，$P<0.0001$；OS：18.2 个月 vs. 31.9 个月，$P=0.0066$）。单独分析 erlotinib 组，与总体人群结果一致。本研究的结果提示我们，cf-DNA EGFR 检测可以作为组织检测的重要补充手段，尤其是对于难以获取组织标本的患者。同时，该研究还给我们提出了一个有待深入探索的问题，血浆动态监测的结果能否作为临床决策的依据？例如，C3 时点仍能持续检测到 EGFR 突变的患者，而影像学评估未进展的患者，是否需要换药或加用其他治疗手段？血浆动态监测的疗效预测价值，有待前瞻性研究的进一步证实。

外周血 cf-DNA T790M 检测除了可以预测和动态监测 TKIs 疗效以外，耐药后血浆中的 T790M 的检测还能为后续治疗提供重要的参考。在 2015 年的 WCLC 会议上，Tony Mok 教授汇报了 IMPRESS 研究血浆检测的结果。该研究在入组时采集了患者 TKI 耐药后、入组 IMPRESS 研究基线时点的外周血，并采用 BEAMING 法（数字 PCR- 流式技术）检测了血浆中的 T790M 突变状态。结果显示，在血浆 T790M 阳性的 142 例患者中，81 例接受了化疗联合吉非替尼治疗，61 例接受了化疗联合安慰剂治疗，两组患者的 PFS 期分别是 4.6 个月和 5.3 个月，两组没有显著差异（$P=0.88$）。然而，在血浆 T790M 阴性的 105 例患者中，46 例接受了化疗联合吉非替尼治疗，59 例接受了化疗联合安慰剂治疗，两组患者的中位 PFS 分别是 6.7 个月和 5.4 个月，两条生存曲线是完全分开的，只是由于每组样本量相对较小，P 值仅达到边缘性统计学意义（$P=0.07$）。该研究结果提示，在一代 EGFR-TKIs 耐药后，如果血浆 T790M 阳性，在化疗基础上继续使用一代 EGFR-TKIs 并没有益处，而血浆 T790M 阴性者有可能从这种治疗模式中获益。本研究的结果验证了这一年来大家分析的 IMPRESS 研究之所以总体上取得阴性结果的主要原因，那就是要区别 EGFR-TKIs 的不同耐药机制来施以不同的克

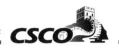

服耐药策略,而不能把所有耐药后患者混为一谈。

EGFR 突变在鳞癌中的发生率明显低于腺癌(4.4% vs. 40.3%)[31],在临床上,我们也观察到,EGFR-TKIs 用于 *EGFR* 突变型的鳞癌患者效果欠佳。深入研究鳞癌患者的耐药机制将有助于指导临床治疗。北京肿瘤医院王洁教授团队的转化性研究,在细胞水平发现 *EGFR* 突变型的鳞癌潜在的耐药机制,并同时在患者组织标本中得到了验证[32]。研究者首先在临床上发现问题:鳞癌 *EGFR* 突变患者接受 EGFR-TKIs 治疗的中位 PFS 仅为 2.4 个月。然后提出研究假设:是否合并有其他驱动基因? 接下来在 *EGFR* 突变的鳞癌患者检测其他已知的驱动基因(*PIK3CA*,*KRAS*,*DDR2*,*FGFR1*),结果表明,确实有部分患者存在双驱动基因,但是这一假设不能解释所有的患者,可能还存在其他的机制介导 EGFR-TKIs 耐药。接着研究者们开始在细胞水平发掘原因,与临床现象一致,erlotinib 对 *EGFR* 突变型鳞癌细胞的抑制作用明显弱于突变的腺癌细胞。既往的研究提示,旁路的激活可能引发 EGFR-TKIs 耐药。为此,研究者们在细胞水平检测了药物处理前后胞内细胞通路的激活情况,如 PI3K-AKT-mTOR/MAPK 通路。通过与敏感腺癌细胞对比,发现鳞癌细胞内 p70S6 激酶持续激活且不受 erlotinib 抑制。进一步对基因表达谱进行分析,研究者假设可能为 TGF-β 通路的活化导致 mTOR-p70S6K 的持续激活。后续进一步的药物抑制和 RNA 干扰证实 BMP-BMPR-Smad1/5-70S6K 通路的激活介导了 EGFR-TKIs 在突变鳞癌细胞中的耐药。再次回归临床标本检测,发现 BMPR-Ⅱ蛋白高表达的鳞癌突变患者,多数接受 TKIs 治疗效果欠佳。研究同时探索了联合使用 EGFR-TKIs 和 BMP 通路抑制剂可以逆转 TKIs 在突变鳞癌细胞中的耐药。该研究结果不仅发现了介导鳞癌耐药的机制,同时该研究展现的转化研究思路也值得借鉴参考。

复旦大学附属肿瘤医院陈海泉教授团队也在 *KRAS* 突变腺癌细胞的耐药机制研究上做了深入工作,为临床研究提供了重要的思路[33]。抑癌基因 LKB1,又名 STK11(serine threonine protein kinase 11),正常的 LKB1 蛋白调节细胞生长和能量代谢,而 LKB1 的突变使 LKB1 蛋白丧失了激酶活性,从而失去对细胞生长的控制,导致肿瘤的发生。研究报道,在 NSCLC 中,LKB1 的突变率可高达 15%~35%[34]。临床前研究表明,LKB1 突变可以介导 KRAS 突变型成瘤鼠对多西他赛耐药,说明 LKB1 可以调节肿瘤细胞对药物的反应,但其中的机制尚未明确[35]。虽然 LKB1 突变细胞株本身不能致瘤,但 LKB1 突变可以加速 KRAS 突变型肿瘤的生长[36]。而 LKB1 失活是通过怎样的代谢调节来刺激体内肿瘤生长的呢? 研究者们利用 KRAS 突变、LKB1 失活的小鼠作为模型进行探索,研究发现,LKB1 失活可以干扰体内的氧化还原反应的稳态,产生不同浓度的活性氧(reactive oxygen species,ROS),ROS 可以诱导 KRAS 突变型腺癌细胞向鳞癌转化,这一表型的转化介导了肿瘤细胞的耐药。

液体活检和 TKI 耐药是近年来肺癌研究的热点和重点。然而,目前液体活检仍然仅限于临床研究阶段,不能应用于临床实践,需要大规模前瞻性的研究来进一步确认其临床意义。此外,目前检测方法多样,各家检测标准不一,很难达到共识。

(五) 基于多学科理念的前瞻性单中心研究

ⅢA-N2 是一类异质性很大的疾病,不同 N2 亚型患者预后亦差别很大,对ⅢA-N2 患者的管理,强调多学科协作综合治疗。中山大学附属肿瘤医院、广东省人民医院在这方面开展单中心临床研究就临床有争议的问题进行探讨。

既往研究报道,完全性切除术后并接受辅助化疗和放疗的ⅢA 期患者,脑转移是最常见的进展模式[37]。对这类患者进行预防性脑照射（prophylactic cranial irradiation，PCI）可以降低脑转移发生率，但患者的 DFS 和 OS 没有获益[38]。中山大学肿瘤医院王思愚等通过回顾性分析单中心 223 例手术切除后的局部晚期患者，纳入淋巴结转移数量、肿瘤组织学类型、TNM 分期、辅助化疗等因素建立了预测发生脑转移风险的数学模型[39]。基于此预测模型筛选脑转移高风险患者，王思愚等牵头开展了一项Ⅲ期随机对照临床研究，旨在探讨 PCI 能否改善完全性切除术并完成辅助化疗的ⅢA-N2（N2 经手术病理确认）患者的 DFS 和 OS[40]。研究共入组 156 例患者（PCI 组：81 例；对照组：75 例）。结果提示，PCI 能显著延长患者的 DFS（28.5 个月 vs. 21.2 个月，$P=0.037$）；接受 PCI 的患者，术后 5 年内发生脑转移的发生率显著降低（20.3% vs. 49.9%，$P<0.001$）；然而两组患者的总生存未见差别（31.2 个月 vs. 27.4 个月，$P=0.310$）。虽然，本研究中我们看到了 DFS 的获益，然而，随着靶向药物的应用，肺癌患者的总体生存显著改善，全脑照射后的后续并发症问题也日益凸显，值得临床医生关注。

EGFR-TKIs 已经成为 *EGFR* 突变型晚期肺癌的一线标准治疗方案，那么对于局部晚期，尤其是ⅢA-N2 的患者，能否基于生物标志物的新辅助治疗后再手术呢？广东省人民医院开展了单中心前瞻性Ⅱ期临床研究，旨在评估新辅助 EGFR-TKIs 用于 *EGFR* 突变型的ⅢA-N2 是否可行[41]。该研究纳入了病理确认的ⅢA-N2 NSCLC 患者，依据患者 *EGFR* 突变状态，分别接受新辅助 erlotinib（*EGFR* 突变型患者，治疗时长 42 天）或吉西他滨卡铂 GC（*EGFR* 野生型患者，3 周期化疗）治疗。研究的主要终点为新辅助治疗的 ORR，次要研究终点包括 PFS 和 OS。研究最终入组 24 例患者，其中 *EGFR* 突变型和野生型患者各 12 例。Erlotinib 组和 GC 组 ORR 分别为 58.3%（7/12），25.0%（3/12），两组差异无统计意义（$P=0.18$）。两组患者的 PFS 和 OS 亦无显著差别（中位 PFS：6.9 个月 vs. 9.0 个月，$P=0.071$；中位 OS：14.5 个月 vs. 28.1 个月，$P=0.201$）。该研究达到了其主要研究终点，证实新辅助 erlotinib 可行，但目前新辅助 TKI 仍仅限于临床试验，期待 CTONG1103 的研究结果。

第三部分　总　结

综上所述，肺癌分子分型是研究的基石，在此基础上，国内学者进行了深入的精准靶向治疗，多学科理念和液体活检耐药研究。关于分子分型和外科分期的关系，还需要进一步探讨。

我们也可以看出高影响力研究的一些特点：都是多中心合作研究项目；都是基础和临床有机结合的课题。此外，多学科团队的贡献，以及方向明确的系列深入研究也非常重要。

过去的一年里，我国的肺癌研究者取得了可喜的成绩，然而，值得关注和反思的是，高质量的研究仍然太少。一方面，我们需要紧跟世界的步伐，争取加入更多的全球新药研究；另一方面，各研究单位之间紧密合作，研究者自主发起的研究近年来取得了很多成果，值得称赞。期待，明年，我国的肺癌研究能取得更多实质性，优化临床实践的成果。

最后，在 CSCO2015 年中国临床肿瘤学进展年度报告定稿会上，我们根据总论部分评选标准分别筛选出 2015 年度肺癌领域重要进展和值得关注的进展，见表 2 和表 3。

致　谢

感谢北京大学第一医院图书馆和《中国医学论坛报》为本文提供系统的数据检索！

感谢 CSCO 青年委员会肺癌组所有成员的共同努力！

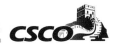

表 2　肺癌领域重要进展

作者	研究机构	研究概要	出版刊物	影响因子	对临床实践的意义	证据级别
吴一龙 杨志新	广东省人民医院 "国立台湾大学"	二代 EGFR-TKIs afatinib 两个一线临床试验的汇总分析	Lancet Oncology	24.69	EGFR 19del 和 L858R 可能为两种不同的疾病，应区别对待	I 级，多中心 RCT
杨志新 吴一龙	"国立台湾大学" 广东省人民医院	二代 TKI 在 EGFR 少见突变患者中疗效分析	Lancet Oncology	24.69	部分少见突变患者可以从二代 TKI afatinib 治疗中获益	I 级，多中心 RCT
周彩存	同济大学附属上海市肺科医院	贝伐单抗联合紫杉醇卡铂 (B+PC) 用于晚期非鳞 NSCLC 的一线治疗	J Clin Oncol	18.43	B+PC 可作为非鳞 NSCLC 患者标准一线方案，尤其是 EGFR 状态未明或野生型患者	I 级，多中心 RCT
周　清 吴一龙	广东省人民医院	EGFR 野生型肺癌二线治疗选择	Annuals of Oncology	7.04	EGFR 野生型患者二线单药化疗优于 EGFR-TKI	I 级，多中心 RCT

表 3　肺癌领域值得关注的进展

作者	研究机构	研究概要	出版刊物	影响因子	对临床实践的意义	证据级别
王志杰 王 洁	北京大学肿瘤医院	BMP-BMPR 通路介导 EGFR 突变鳞癌的 TKI 耐药	Proc Natl Acad Sci U S A	9.67	EGFR 突变鳞癌的 TKI 耐药机制	Ⅱ 级，高影响力转化性研究
梁文华 何建行	广州医科大学第一附属医院	手术肺癌 Nomogram 预后分析	JCO	18.43	用 Nomogram 提出对 TNM 分析改进	Ⅲ 级，多中心回顾
莫树锦 吴一龙	广东省人民医院	液体活检可否预测 TKI 疗效	CCR	8.72	动态液体活检可以监测 TKI 治疗预后	Ⅱ 级，高影响力转化性研究
王思愚	中山大学附属肿瘤医院	ⅢA-N2 肺癌预防性脑照射的单中心 RCT	Annuals of Oncology	7.04	ⅢA-N2 肺癌预防性脑照射的价值	Ⅲ 级，提出争议问题
周彩存 吴一龙	上海市肺科医院 广东省人民医院	EGFR 突变肺癌一线 erlotinib 对比 GC 化疗后生存报道	Annuals of Oncology	7.04	同时接受 TKI 和化疗的 EGFR 突变患者生存最佳	Ⅰ 级，多中心 RCT
吴一龙	广东省人民医院	EGFR 突变肺癌一线 erlotinib 对比 GP 化疗	Annuals of Oncology	7.04	EGFR 突变肺癌一线 erlotinib PFS 优于 GP 化疗，两组患者 OS 无差别	Ⅰ 级，多中心 RCT
李富明 陈海泉	复旦大学附属肿瘤医院	LKB1 失活导致 KRAS 突变腺癌表型转化	Cancer Cell	23	LKB1 失活导致 KRAS 突变腺癌转化	Ⅱ 级，高影响力转化性研究
陈海泉	复旦大学附属肿瘤医院	FGFR1/3 的分子病理特征	CCR	8.72	FGFR1/3 的分子病理特征	Ⅲ 级，提出探索问题

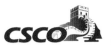
参 考 文 献

1. Travis WD, Brambilla E, Noguchi M, et al. International association for the study of lung cancer/american thoracic society/european respiratory society international multidisciplinary classification of lung adenocarcinoma. J Thorac Oncol, 2011, 6: 244-285.

2. Warth A, Muley T, Meister M, et al. The novel histologic International Association for the Study of Lung Cancer/ American Thoracic Society/European Respiratory Society classification system of lung adenocarcinoma is a stage-independent predictor of survival. J Clin Oncol, 2012, 30: 1438-1446.

3. Hung JJ, Jeng WJ, Chou TY, et al. Prognostic value of the new International Association for the Study of Lung Cancer/American Thoracic Society/European Respiratory Society lung adenocarcinoma classification on death and recurrence in completely resected stage I lung adenocarcinoma. Ann Surg, 2013, 258: 1079-1086.

4. Yoshizawa A, Motoi N, Riely GJ, et al. Impact of proposed IASLC/ATS/ERS classification of lung adenocarcinoma: prognostic subgroups and implications for further revision of staging based on analysis of 514 stage I cases. Mod Pathol, 2011, 24: 653-664.

5. Sica G, Yoshizawa A, Sima CS, et al. A grading system of lung adenocarcinomas based on histologic pattern is predictive of disease recurrence in stage I tumors. Am J Surg Pathol, 2010, 34: 1155-1162.

6. Zhang Y, Wang R, Cai D, et al. A comprehensive investigation of molecular features and prognosis of lung adenocarcinoma with micropapillary component. J Thorac Oncol, 2014, 9: 1772-1778.

7. Xu S, Xi J, Jiang W, et al. Solid component and tumor size correlate with prognosis of stage IB lung adenocarcinoma. Ann Thorac Surg, 2015, 99: 961-967.

8. Tsao MS, Marguet S, Le Teuff G, et al. Subtype Classification of Lung Adenocarcinoma Predicts Benefit From Adjuvant Chemotherapy in Patients Undergoing Complete Resection. J Clin Oncol, 2015, 33: 3439-3446.

9. Wang R, Wang L, Li Y, et al. FGFR1/3 tyrosine kinase fusions define a unique molecular subtype of non-small cell lung cancer. Clin Cancer Res, 2014, 20: 4107-4114.

10. Akbay EA, Koyama S, Carretero J, et al. Activation of the PD-1 pathway contributes to immune escape in EGFR-driven lung tumors. Cancer Discov, 2013, 3: 1355-1363.

11. Tang Y, Fang W, Zhang Y, et al. The association between PD-L1 and EGFR status and the prognostic value of PD-L1 in advanced non-small cell lung cancer patients treated with EGFR-TKIs. Oncotarget, 2015, 6: 14209-14219.

12. Zhou Q, Cheng Y, Yang JJ, et al. Pemetrexed versus gefitinib as a second-line treatment in advanced nonsquamous nonsmall-cell lung cancer patients harboring wild-type EGFR (CTONG0806): a multicenter randomized trial. Ann Oncol, 2014, 25: 2385-2391.

13. Zhou Q, Zhang XC, Chen ZH, et al. Relative abundance of EGFR mutations predicts benefit from gefitinib treatment for advanced non-small-cell lung cancer. J Clin Oncol, 2011, 29: 3316-3321.

14. Zhao N, Zhang XC, Yan HH, et al. Efficacy of epidermal growth factor receptor inhibitors versus chemotherapy as second-line treatment in advanced non-small-cell lung cancer with wild-type EGFR: a meta-analysis of randomized controlled clinical trials. Lung Cancer, 2014, 85: 66-73.

15. Lee JK, Hahn S, Kim DW, et al. Epidermal growth factor receptor tyrosine kinase inhibitors vs conventional chemotherapy in non-small cell lung cancer harboring wild-type epidermal growth factor receptor: a meta-analysis. JAMA, 2014, 311: 1430-1437.

16. Zhou C, Wu YL, Chen G, et al. Final overall survival results from a randomised, phase III study of erlotinib versus chemotherapy as first-line treatment of EGFR mutation-positive advanced non-small-cell lung cancer (OPTIMAL, CTONG-0802). Ann Oncol, 2015, 26: 1877-1883.

17. Wu YL, Zhou C, Liam CK, et al. First-line erlotinib versus gemcitabine/cisplatin in patients with advanced EGFR mutation-positive non-small-cell lung cancer: analyses from the phase Ⅲ, randomized, open-label, ENSURE study. Ann Oncol, 2015, 26: 1883-1889.

18. Zeng Z, Yan HH, Zhang XC, et al. Reduced chemotherapy sensitivity in EGFR-mutant lung cancer patient with frontline EGFR tyrosine kinase inhibitor. Lung Cancer, 2014, 86: 219-224.

19. Yang JC, Wu YL, Schuler M, et al. Afatinib versus cisplatin-based chemotherapy for EGFR mutation-positive lung adenocarcinoma (LUX-Lung 3 and LUX-Lung 6): analysis of overall survival data from two randomised, phase 3 trials. Lancet Oncol, 2015, 16: 141-151.

20. Yang JC, Sequist LV, Geater SL, et al. Clinical activity of afatinib in patients with advanced non-small-cell lung cancer harbouring uncommon EGFR mutations: a combined post-hoc analysis of LUX-Lung 2, LUX-Lung 3, and LUX-Lung 6. Lancet Oncol, 2015, 16: 830-838.

21. Zhou C, Wu YL, Chen G, et al. BEYOND: A Randomized, Double-Blind, Placebo-Controlled, Multicenter, Phase Ⅲ Study of First-Line Carboplatin/Paclitaxel Plus Bevacizumab or Placebo in Chinese Patients With Advanced or Recurrent Nonsquamous Non-Small-Cell Lung Cancer. J Clin Oncol, 2015, 33: 2197-2204.

22. Lu S, Li L, Luo Y, et al. A multicenter, open-label, randomized phase Ⅱ controlled study of rh-endostatin (Endostar) in combination with chemotherapy in previously untreated extensive-stage small-cell lung cancer. J Thorac Oncol, 2015, 10: 206-211.

23. Liang W, Zhang L, Jiang G, et al. Development and validation of a nomogram for predicting survival in patients with resected non-small-cell lung cancer. J Clin Oncol, 2015, 33: 861-869.

24. Cao C, Zhu ZH, Yan TD, et al. Video-assisted thoracic surgery versus open thoracotomy for non-small-cell lung cancer: a propensity score analysis based on a multi-institutional registry. Eur J Cardiothorac Surg, 2013, 44: 849-854.

25. Liu L, Mei J, Pu Q, et al. Thoracoscopic bronchovascular double sleeve lobectomy for non-small-cell lung cancer. Eur J Cardiothorac Surg, 2014, 46: 493-495.

26. Zhang Y, Sun Y, Wang R, et al. Meta-analysis of lobectomy, segmentectomy, and wedge resection for stage I non-small cell lung cancer. J Surg Oncol, 2015, 111: 334-340.

27. Rami-Porta R, Bolejack V, Crowley J, et al. The IASLC Lung Cancer Staging Project: Proposals for the Revisions of the T Descriptors in the Forthcoming Eighth Edition of the TNM Classification for Lung Cancer. J Thorac Oncol, 2015, 10: 990-1003.

28. Hung MH, Hsu HH, Chen KC, et al. Nonintubated thoracoscopic anatomical segmentectomy for lung tumors. Ann Thorac Surg, 2013, 96: 1209-1215.

29. Wang Z, Chen R, Wang S, et al. Quantification and dynamic monitoring of EGFR T790M in plasma cell-free DNA by digital PCR for prognosis of EGFR-TKI treatment in advanced NSCLC. PLoS One, 2014, 9: e110780.

30. Mok T, Wu YL, Lee JS, et al. Detection and Dynamic Changes of EGFR Mutations from Circulating Tumor DNA as a Predictor of Survival Outcomes in NSCLC Patients Treated with First-line Intercalated Erlotinib and Chemotherapy. Clin Cancer Res, 2015, 21: 3196-3203.

31. An SJ, Chen ZH, Su J, et al. Identification of enriched driver gene alterations in subgroups of non-small cell lung cancer patients based on histology and smoking status. PLoS One, 2012, 7: e40109.

32. Wang Z, Shen Z, Li Z, et al. Activation of the BMP-BMPR pathway conferred resistance to EGFR-TKIs in lung squamous cell carcinoma patients with EGFR mutations. Proc Natl Acad Sci USA, 2015, 112: 9990-9995.

33. Li F, Han X, Li F, et al. LKB1 Inactivation Elicits a Redox Imbalance to Modulate Non-small Cell Lung Cancer Plasticity and Therapeutic Response. Cancer Cell, 2015, 27: 698-711.

34. Sanchez-Cespedes M, Parrella P, Esteller M, et al. Inactivation of LKB1/STK11 is a common event in adenocarcinomas

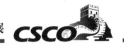
of the lung. Cancer Res, 2002, 62: 3659-3662.

35. Chen Z, Cheng K, Walton Z, et al. A murine lung cancer co-clinical trial identifies genetic modifiers of therapeutic response. Nature, 2012, 483: 613-617.

36. Ji H, Ramsey MR, Hayes DN, et al. LKB1 modulates lung cancer differentiation and metastasis. Nature, 2007, 448: 807-810.

37. Mamon HJ, Yeap BY, Janne PA, et al. High risk of brain metastases in surgically staged ⅢA non-small-cell lung cancer patients treated with surgery, chemotherapy, and radiation. J Clin Oncol, 2005, 23: 1530-1537.

38. Gore EM, Bae K, Wong SJ, et al. Phase Ⅲ comparison of prophylactic cranial irradiation versus observation in patients with locally advanced non-small-cell lung cancer: primary analysis of radiation therapy oncology group study RTOG 0214. J Clin Oncol, 2011, 29: 272-278.

39. Wang SY, Ye X, Ou W, et al. Risk of cerebral metastases for postoperative locally advanced non-small-cell lung cancer. Lung Cancer, 2009, 64: 238-243.

40. Li N, Zeng ZF, Wang SY, et al. Randomized phase Ⅲ trial of prophylactic cranial irradiation versus observation in patients with fully resected stage ⅢA-N2 nonsmall-cell lung cancer and high risk of cerebral metastases after adjuvant chemotherapy. Ann Oncol, 2015, 26: 504-509.

41. Zhong W, Yang X, Yan H, et al. Phase Ⅱ study of biomarker-guided neoadjuvant treatment strategy for ⅢA-N2 non-small cell lung cancer based on epidermal growth factor receptor mutation status. J Hematol Oncol, 2015, 8: 54.

中国临床肿瘤学肠癌
年度研究进展

2014 年 9 月 ~2015 年 8 月

中国临床肿瘤学会青年专家委员会

编　　者:刘红利[1]　顾艳宏[2]　丁培荣[3]　朱　骥[4]　陈　功[3]

顾　　问:李　进[5]　徐瑞华[3]

编者单位:1. 华中科技大学附属协和医院肿瘤中心;2. 江苏省人民医院;3. 中山大学附属肿瘤医院;4. 复旦大学附属肿瘤医院;5. 上海天佑医院

文献数据由北京大学第一医院图书馆和《中国医学论坛报》提供

前　言

　　大肠癌是中国目前发病率和死亡率逐年增加的恶性肿瘤。我国学者在 2014 年 9 月 1 日至 2015 年 8 月 31 日期间,围绕大肠癌基础、转化及临床三方面进行了大量探索性研究,并取得一定的成绩。由中国临床肿瘤学会(Chinese Society of Clinical Oncology,CSCO)青委会肠癌组负责,在北京大学第一医院图书馆和《中国医学论坛报》的协助下,梳理了我国临床肿瘤学 2014 年 9 月 1 日至 2015 年 8 月 31 日肺癌年度进展,在 2015 年 CSCO 学术年会上进行了口头汇报并得到了来自各方的反馈。通过系统的总结回顾,一方面有助于发现我国临床研究与国际研究的差距,另一方面也将促进国内不同研究机构之间互相学习、促进和借鉴。

第一部分　研　究　方　法

　　(一) 系统性检索中国 2014 年 9 月 ~2015 年 8 月发表的文献

　　由北京大学第一医院图书馆负责系统检索,数据库来源主要有数据库:EMBASE、web of science、pubmed、gopubmed、Scopus 等,此外还检索 ASCO、ASCO GI、ESMO、WCGC、ASTRO 等会议。

　　(二) 选出临床和转化性研究(部分高影响力的基础研究未纳入)

　　评估上述系统性检索的文献,根据文献分类及研究类型,筛选得出临床研究或转化性研究相关的文章。此外,收集青委会成员意见,根据他们平时对文献的解读和理解,推出他们认为最重要的文献,进行整合。

　　(三) 分析各研究机构的主要研究方向

　　将目前主要的大肠癌临床研究热点进行系统分类,结合各研究机构发表文章的类型,拟梳理各研究机构的主要研究方向。总结、比较其中的异同之处,为各研究机构之间相互借鉴

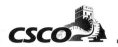

学习提供参考依据。

第二部分　研究成果概要

汇总 2014 年 9 月 1 日至 2015 年 8 月 31 日所有中国学者发表的、临床研究相关的肿瘤学文章共 24 159 篇,其中肠癌领域贡献 2490 篇,占总体 10%,在各大瘤种中排名前五位。

经筛选分析,遴选 120 篇包括临床、基础及转化在内的代表性文章进行采样分析,从发表文章的杂志及论文篇数来看(图 1),IF 高分值有亮点,IF 2.5 左右最多,IF 3~5 分居中。高水平杂志 *Lancet Oncol* 上有原创性研究发表。大量的论文发表在 *Int J Colorectal Dis* 及 *Colorectal Disease* 等影响因子在 IF 3~5 分的杂志上。

在基础研究领域中,发表文章的单位见图 2。

在肠癌转化研究领域完成单位见图 3。

在肠癌临床研究中,研究主要集中在中山大学附属肿瘤医院、北京肿瘤医院和上海复旦大学肿瘤医院,综合性机构的研究实力可见一斑(表 1)。

表 1　肠癌临床研究主要综合性机构

ASCO	陈功 / 中山大学附属肿瘤医院	ASCO	夏亮平 / 中山大学附属肿瘤医院
ASCO	邓艳红 / 中山大学附属第六医院	ASCO	夏亮平 / 中山大学附属肿瘤医院
ASCO	邓艳红 / 中山大学附属第六医院	ASCO	孙兆 / 北京大学人民医院
ASCO	应杰儿 / 浙江省肿瘤医院	ASCO	丁克峰 / 浙江大学医学院附属第二医院
ASCO	徐瑞华 / 中山大学附属肿瘤医院	ASCO	刘天舒 / 复旦大学中山医院
ASCO	刘林 / 北京大学肿瘤医院	LANCET ONCOLOGY	秦叔逵 / 徐瑞华 / 李进

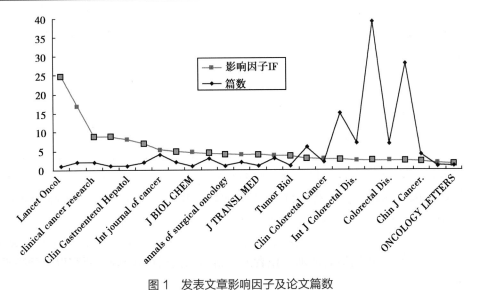

图 1　发表文章影响因子及论文篇数

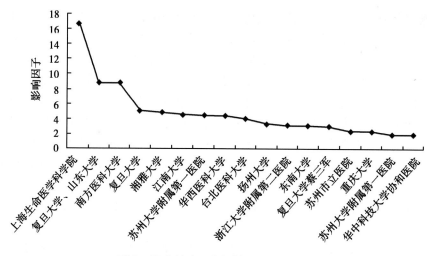

图 2　肠癌基础研究领域主要完成单位

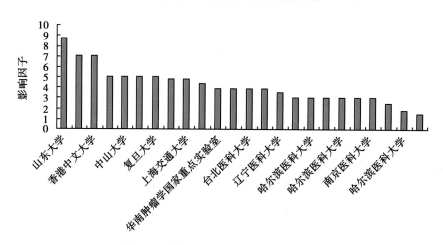

图 3　肠癌转化研究领域主要完成单位

　　CSCO 青委会肠癌汇报小组成员对所有入选文章进行系统梳理,可将 2015 年中国肠癌癌的临床研究大致分为 5 类。首先对肠癌流行病学和预防分析,然后对病理特征和肿瘤侵袭性进行分析,随后归纳新辅助放化疗疗效预测及晚期治疗和新型药物研究,最后是肠癌多学科理念(包括手术治疗、转化治疗等)。下面将从以上 5 个方面,逐一详细介绍我国 2015 年肠癌临床研究的主要进展。

(一)肠癌流行病学及预防

　　结直肠癌在中国已成为第三位的恶性肿瘤,并且发病率逐年增加。Zhou Q 等报道了中国广东省 2000—2011 年大肠癌发病率和年龄分布的变化趋势。共分析了 22 432 例来自广东肿瘤登记中心的大肠癌数据。结果显示,男性大肠癌的粗发病率从 2000 年的 23.4/10 万增加到 37.4/10 万,女性则从 20.9/10 万增加到 30.5/10 万。但在进行了年龄标化后,男女大肠癌的发病率则在 2000—2011 年间稳定,未能显示出显著增加的趋势。进一步分析显示,结肠癌的发病构成在 10 年间显著增加。作者最后指出,需要更多的调查研究以及预防干预来明确发病率变化的原因并进而降低复发率和死亡率。

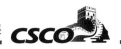

如何能够预防大肠癌的发生呢？饮食摄取和结构构成被认为是一个重要的因素,我国学者针对这一问题也进行了一系列摸索。Song 等报道了一项病例对照研究,分析在中国人群中膳食纤维素摄入和结直肠癌发病风险的关系。研究共纳入了 265 例病例(结肠癌 105 例、直肠癌 144 例、结直肠癌 16 例)和 252 例对照,采用的调查问卷包括有 121 种食物清单。结果显示全纤维素摄入和蔬菜纤维素摄入或许具有预防结直肠癌的作用。

饮食中韭菜和大蒜的摄入,能否预防大肠癌呢？针对这个问题,Zhu 等进行了一项 meta 分析,共纳入了关于韭菜摄取的 8 个研究和 20 个报道(共 5458 例患者),和 5 个研究和 11 个报道关于大蒜摄取(共 2685 例患者)。研究显示更高的韭菜摄入和大肠癌的风险无关(RR=1.06,95%CI 0.96~1.17),但亚组分析发现,女性中韭菜的高摄取显示了大肠癌增高的临界趋势(RR=1.23,95%CI 1.01~1.36),大蒜的摄取则与大肠癌的高风险显著相关(RR=1.18,95%CI 1.02~1.36)。

另一项 meta 分析是分析了维生素 B_2 摄入和结直肠癌发病的关系,PUBMED 数据检索更新至 2014 年 4 月,共纳入 8 项研究(4 个队列研究和 4 个病例对照研究),共 7750 例结直肠癌。在多变量模型调整后,维生素 B_2 摄入对大肠癌的发生具有保护作用,最高值 vs. 最低值的结直肠癌发生 OR 值为 0.83(95%CI 0.75~0.91)。

Qin 等进行了一项病例对照研究来探寻结直肠腺瘤和结直肠癌的危险因素,共调查 19 家医院接受肠镜检查的 4089 例患者,其中包括 1106 例结直肠腺瘤和 466 例结直肠癌。结果显示和腺瘤相关的因素包括:老年、CRC 家族史、既往 CRC 病史、高血压、胃肠道手术史、常摄入腌制食物、饮酒史、大便隐血阳性;和腺癌相关因素则包括年龄增加、常摄入腌制食物、大便隐血阳性、腹部 CT 扫描阳性以及明显消瘦。蔬菜的摄取则能降低腺瘤和腺癌的发生。

以上研究针对的都是外因对于大肠癌发生的影响,对于内因(基因)对于结直肠癌发生的影响,Zeng 等进行了一项 meta 分析来探索 ERCC5 rs17655 基因多态性和结直肠癌易感性两者之间的关联,这一话题在早期的研究中一直存有争议。作者检索了 PubMed、Embase 和 Web of Science,数据更新至 2015 年 4 月 3 日。共纳入 9 项研究,包括 5102 例病例和 6326 例对照。结果显示 ERCC5 rs17655 基因多态性 CG vs. GG 的 OR 值为 1.29(95%CI 1.18~1.40),与结直肠癌易感性有关。进一步按照人种和对照来源进行亚组分析,显示 ERCC5 rs17655 多态性在亚洲和高加索人种,以及医院为基础的人群中具有结直肠癌基因易感性(表 2)。

(二) 生物标志物指导预后和治疗

随着个体化治疗和精准治疗理念被广泛接受,基于生物标志物进行患者的分型、预后和疗效预测逐步成为常规的临床实践和研究热点。对于 KRAS、BRAF、PIK3CA 等相对成熟的生物标志物,研究逐步走向深入,受到关注的话题包括新的检测技术、异质性、真实世界数据等等。同时,近年来,左右半结直肠癌不同的生物学特点和对治疗的不同反应引起了学界的广泛兴趣。此外,同其他瘤种一样,对于新的生物标志物的探索在结直肠癌领域也始终没有停止。来自上海新华医院、台北荣民总医院、浙江省肿瘤医院、中山大学肿瘤医院、解放军总医院和宜兴人民医院的研究入围了该领域的进展。表 3 总结了入围研究的文章(排名不分先后)。

中国人群中 CRC 患者的 KRAS 突变率仍有争议,需要大样本队列中的准确检测数据。此外,现有检测技术的灵敏度有限、检测周期较长,临床检测中需要更有实用性的替代检测技术。来自上海新华医院的杨明、沈立松团队设计了一种敏感而可靠的焦磷酸测序技术,在 1099 例中国 CRC 患者的 FFPE 标本中进行 KRAS 突变检测。此外,研究者还回顾性分析了

表 2　中国肠癌主要研究一览

作者	研究机构	研究概要	出版刊物	影响因子	对实践的意义	证据级别
Zhou Q	广州 CDC	广东省 2000—2011 年大肠癌发病率和年龄分布的变化趋势	Chin J Cancer	2.155	粗发病率升高，结肠癌占比增高	Ⅲ级
Song Y	青岛大学医学院公共卫生部	在中国人群中膳食纤维素摄入和结直肠癌发病风险的关系	Asian Pac J Cancer Prev	2.514	全纤维素摄入和蔬菜纤维素摄入或许具有预防结直肠癌的作用	Ⅲ级
Zhu B	武汉同济医科大学公共卫生学院	韭菜和大蒜能否预防大肠癌	Clin Gastroenterol Hepatol	7.896	韭菜摄入和大肠癌的风险无关，大蒜的摄取则与大肠癌的高风险显著相关	Ⅲ级，meta
Liu Y	汕头医科大学公共卫生部	维生素 B_2 摄入和结直肠癌发病的关系	Asian Pac J Cancer Prev	2.514	维生素 B_2 摄入对大肠癌的发生具有保护作用	Ⅲ级，meta
Qin M	上海仁济医院	探寻结直肠腺瘤和结直肠癌的危险因素	Int J Colorectal Dis	2.449	结直肠腺瘤和结直肠癌的危险因素	Ⅲ级，病例对照研究
Zeng Y	浙江大学绍兴医院	ERCC5 rs17655 基因多态性和结直肠癌易感性两者之间的关联	Asian Pac J Cancer Prev	2.514	ERCC5 rs17655 基因多态性与结直肠癌易感性有关	Ⅲ级，meta

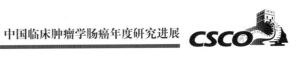

表 3　病理特征及肿瘤侵袭性主要进展

通讯作者	研究机构	研究概要	出版刊物	影响因子	对临床实践的意义	证据级别
杨明,沈立松	上海新华医院	焦磷酸测序在 CRC KRAS 检测中的可行性	J ExpClin Cancer Res	4.429	为临床检测 KRAS 突变提供了一个新的可行的方法	III级,提出争议问题
张世庆	台北荣民总医院	cpDNA 的应用	Ann SurgOncol	3.93	cpDNA 的变化是 CRC 患者临床监测的有用工具,还可能是一个独立预后因素	III级,提出争议问题
应杰儿	浙江省肿瘤医院	原发灶和转移灶之间 PIK3CA 突变的一致性	JCO(ASCO 2015 摘要)		原发灶和转移灶之间 PIK3CA 突变状态高度不一致,可能需要对转移灶单独评估	III级,提出争议问题
李宇红,徐瑞华	中山大学肿瘤医院	左右半结直肠癌对西妥昔单抗的应答	Chin J Cancer	2.155	西妥昔单抗可能只能使原发左半结直肠癌的患者获益	III级,提出争议问题
刘林	解放军总医院	miRNA-497 对新辅助化疗的疗效预测作用	JCO(ASCO 2015 摘要)	3.93	miRNA-497 有可能成为预测新辅助化疗敏感性的标志物	III级,提出争议问题
姜正懫,施长庆	台北荣民总医院	CEA 比值的预后意义	Ann Surg Oncol	3.93	在IV期 CRC 中 CEA 比值是一个可靠的预后标志物	III级,提出争议问题
周苏君	宜兴人民医院	CUL1 在 CRC 中的功能	J Cancer Res Clin Oncol	3.081	CUL1 可能是一个有价值的 CRC 患者预后标志物	III级,提出争议问题

KRAS 突变状态同年龄、性别、组织学类型等因素的相关性。在该研究队列的样本中，共检测出 39.76% 的 KRAS 突变。其中，KRAS 突变在（OR=1.64）、50 岁以上（OR=4.17）以及腺癌（OR=2.41）患者中更容易被检出。这是第一个大规模的在 FFPE 标本中验证焦磷酸测序法的研究。该研究为临床检测 KRAS 突变提供了一个新的可行的方法。

基于循环血浆 DNA（cpDNA）的液体活检是备受关注的检测技术。在原发肿瘤的突变状态未知的情况下，cpDNA 的应用受到限制。来自台北荣民总医院的张世庆团队检测了 CRC 患者中原发肿瘤的突变谱，并探索了 cpDNA 数量和性质的变化的应用。该研究纳入了 191 例接受手术的 CRC 患者，使用一个包含 74 个基因中的 155 个突变的套餐检测了这些患者原发肿瘤的突变谱。对于其中 133 例可获得血样的病例，检测 cpDNA 的数量和突变情况。该研究使用患者的术后生存（OS）对 cpDNA 的预后价值进行了统计分析。研究结果显示，在 137 例（71.7%）原发肿瘤中发现 208 个突变。突变频率如下：KRAS 38.7%，APC 23.0%，TP53 19.9%，PIK3CA 7.3%，BRAF 4.2%。cpDNA 的中位浓度，在 I、II、III 期患者中分别为 4300、4800、5600copiese/ml，而在 IV 期患者中增加至 13 000copiese/ml（$P=0.003$）。在 90 例原发肿瘤有突变的患者中，cpDNA 检测突变的敏感性在 I、II、III 期患者中分别为 24.0%、45.0%、27.3%，而在 IV 期患者中增加至 87.5%。带有低水平 cpDNA 的患者的五年 OS 显著好于高水平 cpDNA 的患者（$P=0.001$）。多因素分析显示，cpDNA 是 OS 的强预后因素。该研究提示，cpDNA 的变化是 CRC 患者临床监测的有用工具，还可能是一个独立预后因素。

在转移性结直肠癌（mCRC）中，PIK3CA 突变状态在原发灶和转移灶之间的一致性仍有争议。浙江省肿瘤医院的应杰儿团队对此问题进行了研究。该研究比较了 59 例 mCRC 患者配对的原发肿瘤和转移灶之间的 PIK3CA 突变状态。突变状态通过直接测序法进行分析。结果显示，有 46 例（80.0%）的患者在原发灶或转移灶中存在 PIK3CA 突变；在 26 例原发灶和 32 例转移灶（44.1% vs. 54.2%）中发现 PIK3CA 突变。25 例患者（42.4%，Kappa=-0.141）的原发灶和转移灶的 PIK3CA 状态一致。在行原发灶和转移灶异时性切除的患者中，PIK3CA 状态的不一致率显著高于行同时性切除的患者［67.5%（27/40）vs. 36.8%（7/19），$P=0.026$］。该研究显示的原发灶和配对的转移灶之间 PIK3CA 突变状态的高度不一致性，这提醒我们在未来进行靶向治疗时，需要考虑对转移灶单独进行评估（而非仅依据原发灶数据）的必要性。

右半结肠癌（RSCC）和左半结直肠癌（LSCRC）的有不同的生物学和基因组特点。中山大学肿瘤医院的李宇红、徐瑞华团队研究了转移性结直肠癌（mCRC）中原发肿瘤部位同西妥昔单抗疗效的相关性。该研究将 2005—2013 年间使用西妥昔单抗联合标准化疗作为一线和二线治疗的患者同随机选择的仅使用化疗的患者进行对比。主要用于评估结局的指标有 ORR、PFS 和 OS。该研究最终纳入 206 例使用西妥昔单抗联合标准化疗作为一线和二线治疗的 mCRC 患者，以及 210 例仅使用化疗的患者。在 LSCRC 的一线治疗中，相比单纯化疗，西妥昔单抗联合化疗同显著更高的 ORR（49.4% vs. 28.6%，$P=0.005$）以及更长的 PFS（9.1 个月 vs. 6.2 个月，$P=0.002$）和 OS（28.9 个月 vs. 20.1 个月，$P=0.036$）相关。然而，西妥昔单抗并未改善 RSCC 的 ORR（36.4% vs. 26.2%，$P=0.349$）、PFS（5.6 个月 vs. 5.7 个月，$P=0.904$）和 OS（25.1 个月 vs. 19.8 个月，$P=0.553$）。在 LSCRC 的二线治疗中，相比单纯化疗，西妥昔单抗显示了改善 ORR（23.5% vs. 10.2%，$P=0.087$）和 PFS（4.9 个月 vs. 3.5 个月，$P=0.064$）的趋势，并且显著延长了 OS（17.1 个月 vs. 12.4 个月，$P=0.047$）。相反地，作为二线治疗，西妥昔单抗并

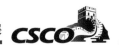

未改善 RSCC 患者的 ORR（7.1% vs. 11.4%，P=0.698）、PFS（3.3 个月 vs. 4.2 个月，P=0.761）和 OS（13.4 个月 vs. 13.0 个月，P=0.652）。由此，该研究认为，无论在一线还是二线治疗中，在化疗中加上西妥昔单抗可能只能使原发 LSCRC 的患者获益。

新辅助治疗已经显著改善了局部进展的可切除 T3 期直肠癌患者的结局。临床实践中只有一部分患者对术前放化疗敏感并可以显著地从治疗中获益。然而可以预测新辅助治疗敏感性的生物标志物仍不清楚。来自解放军总医院的刘林对此开展了一项研究。通过筛选了一系列在结直肠癌患者中被异常调控的 microRNA，研究者发现 miRNA-497 的表达在对新辅助化疗应答的患者的肿瘤组织中，相比无应答患者出现了下调。在结直肠癌细胞中，miRNA-497 的水平同化疗药物 5-FU 的敏感性相关。进一步的研究显示，在 SW480 细胞中，miRNA-497 的过表达抑制了细胞的存活能力并增强了 5-FU 的敏感性。而在 LoVo 细胞中，miRNA 抑制剂介导的 miRNA-497 沉默提高了细胞生长并降低了对 5-FU 的敏感性。此外，在结直肠癌细胞中，miRNA-497 靶向作用于 Smurf1，而 Smurf1 的表达水平在对新辅助治疗耐药的患者中，相比治疗敏感患者显著增加。该研究认为，miRNA-497 有可能成为预测结直肠癌患者对新辅助化疗敏感性的新的标志物。

癌胚抗原（CEA）作为肿瘤标志物被广泛应用于 mCRC 中。来自台北荣民总医院的姜正恺、施长庆团队研究了在治疗期间 CEA 水平的变化程度，并试图找出同疾病生存和实体瘤疗效评价（RECIST）标准高度相关的变化程度。该研究回顾了台北荣民总医院 2000—2011 年间 447 例经手术切除原发灶并随后进行全身治疗的 mCRC 患者。治疗期间的 CEA 水平变化的程度表示为 CEA 比值（治疗后 CEA/ 治疗前 CEA），并分为 4 组。该研究发现，CEA 比值与不同的化疗方案（P<0.001）、治疗前 CEA 水平（P<0.001）、淋巴血管侵犯（P=0.006）以及肿瘤分化（P=0.018）显著相关。CEA 比值和根据 RECIST 标准的影像学变化都同 OS 相关（P<0.001）。这两种评估疗效的方法高度相关（P<0.001）。该研究认为，在Ⅳ期 CRC 中，CEA 比值是一个可靠的预后标志物，同根据 RECIST 标准的影像学评估高度相关。这些发现需要前瞻性的研究进行验证。

宜兴人民医院的周苏君团队研究了 Cullin1（CUL1）在 CRC 中的准确功能。该研究在一个包含肿瘤及其对应的正常组织的 CRC 组织芯片上通过免疫组化检测了 CUL1 的表达。同时评估了 CUL1 表达同临床病理特征和生存的关系。在 HCT116 细胞和 SW480 细胞中过表达或敲除 CUL1，随后在体外和体内分析了细胞的增殖、迁移和侵袭。研究者们发现，相比正常组织，CUL1 表达在 CRC 中显著上调。CUL1 高表达同淋巴结转移（P=0.007）和肿瘤直径（P=0.052）正相关。多因素 COX 回归分析显示，CUL1 高表达是 CRC 患者的独立的不良预后因子（HR=13.9，95%CI=5.89~32.6，P<0.001）。此外，研究者还发现 CUL1 过表达通过改变细胞周期蛋白导致 CRC 细胞增殖和裸鼠异种移植的生长。另外，CRC 细胞的 CUL1 表达增加通过诱导 MMPs 高表答从而显著提高体外细胞的迁移和侵袭能力以及体内的腹膜转移。该研究提示，CUL1 可能是一个有价值的 CRC 患者预后标志物。

（三）新辅助新模式的优化及疗效预测

对于局部进展期直肠癌，当前 NCCN 推荐进行氟尿嘧啶类单药联合放疗，但该模式对远处转移控制不佳，增强同期全身药物强度能否取得更佳的肿瘤退缩、提高远处控制值得研究；另一方面，标准治疗影响患者的肛门功能和性功能，且术后的并发症发生率高，单纯新辅助化疗选择性应用放疗也值得探索。Deng 等主持的 FOWARC 研究正是基于这样的设计，将局部进展期直肠癌(距离肛缘 12cm 以下,临床分期为 cT3 以上或 N+)随机分成三组:A 组为对照组,方案为患者术前接受 5-氟尿嘧啶单药(De Gramont)方案 5 个周期,其中 2~4 周期同步联合放疗 46~50.4Gy,6~8 周后接受 TME 手术,术后再行 7 个周期的 De Gramont 方案化疗,然后进入随访;B 组的方案在 A 组的基础上,加入每两周 85mg/m^2 的奥沙利铂;C 组的方案为患者接受 4~6 个周期 mFOLFOX6 方案新辅助化疗,2~4 周后接受 TME 手术,术后接受 6~8 周期 mFOLFOX6 化疗,根据病情需要可在术前/术后加用放疗。主要研究终点为 3 年 DFS。研究共随机入组 495 例患者,各组的基线特征没有统计学差别。A 组和 B 组完成 90% 放疗剂量的受试者分别为 86.4% 和 90.5%,8 例的 C 组患者接受了术前或术后放疗。A、B、C 三组的 R0 切除率分别为 90.7%、89.9% 和 89.4%。三组的 pCR 率分别为 14.0%、27.5% 和 6.6%(P=0.001)。三组的显著降期率(ypT0-2N0M0)分别为 37.1%、56.4% 和 35.5%。3~4 度白细胞下降分别为 12.9%、19.0% 和 5.7%。3~4 度放射性皮炎发生率分别为 14.1%、20.3% 和 0。吻合口漏的发生率分别为 19.8%、18.1% 和 7.9%。切口感染的发生率分别为 16.3%、14.8% 和 7.2%。在距离肛缘 5cm 以下的低位直肠癌的亚组中,分析结果与总样本分析的结果相似。由此研究者推断,与 5-FU 联合放疗相比,mFOLFOX6 联合同期新辅助放疗患者的 pCR 率更高;而单纯 mFOLFOX6 新辅助化疗患者有相似的显著降期率,且毒性和术后并发症发生率低。

Jin 等报道了在局部进展期直肠癌中,尼妥珠单抗联合卡培他滨+放疗的前瞻性Ⅱ期临床试验结果,目的是评估将尼妥珠单抗应用于术前放疗联合卡倍他滨的安全性以及疗效。尼妥珠单抗每周给药(400mg,d-6、d1、d8、d15、d22、d29),卡倍他滨每日口服(825mg/m^2)2 次。放疗计划为 50.4Gy(45+5.4Gy)。主要终点为病理完全缓解率。共 21 例 T$_3$ 或 T$_4$ 患者入组,肿瘤与肛门距离的中位数为 5.5cm。4 名患者(19.0%)被评价为病理完全缓解;71.4% 的患者肿瘤消退情况为中度或良好(2 和 3 级)。15/21(71.4%)患者的 T 分期及 11/14(78.6%)患者的 N 分期降低。实际完成剂量方面(中位数,均数),尼妥珠单抗为(100%,100%),卡培他滨的实际剂量强度为(100%,99.5%)。最常见的 1~2 度毒性反应为:放射性皮炎(57.1%)、恶心/呕吐(52.4%)、白细胞减少(47.6%)、腹泻(47.6%)和直肠炎(38.1%)。9.5% 的患者发生 3 度腹泻,4.8% 的患者发生了 3 度白细胞减少。作者认为,初步结果表明尼妥珠单抗可以安全地用于治疗方案为放疗联合卡培他滨同步化疗的患者。这个方案的有效性(pCR=19.0%)明显高于之前二期试验中观察到的西妥昔单抗联合术前放疗以及卡培他滨同步化疗治疗的直肠癌患者的有效性。有必要进一步研究尼妥珠单抗在新辅助化放疗中的价值。

Zeng WG 等纳入了 2005—2013 年,单中心连续的 323 例患者,均为Ⅱ/Ⅲ期直肠癌,长程 CRT 后接受根治性手术。患者按照是否达到 pCR 分为 2 组(323 例中 75 例 pCR),预测因素包括年龄、性别、BMI、肿瘤分期、肿瘤部位、分化程度、放疗剂量和化疗方案。多因素分析后,治疗前的 CEA≤5ng/ml(OR 2.170,95%CI 1.195~3.939,P=0.011),化放疗至手术间隔期 >7 周(OR 2.588,95%CI 1.484~4.512,P=0.001)和 pCR 增加显著相关。

北京肿瘤医院对局部晚期直肠癌新辅助放疗(30Gy/10Fx)的疗效预测进行了二项研究,Wang 等分析了 CD45RO(+)肿瘤浸润淋巴细胞对于新辅助放疗的预后判断,共 185 例患者。结果显示,CD45RO(+)肿瘤浸润淋巴细胞密度的中位值为 654/mm^2。更高的 CD45RO(+)密度和 TN 降期反应有关,并且有更长的 3 年 DFS(89.1% vs. 68.1%)。在多因素分析中,DFS 的独立预后因子包括:CD45RO(+)肿瘤浸润淋巴细胞(OR 0.436,95%CI 0.209~0.907,

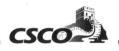

P=0.026)、肿瘤分化(OR 1.878,95%CI 0.982~3.593,P=0.057)、ypT 分期(OR 2.383,95%CI 0.943~6.025,P=0.066)以及 ypN 分期(OR 2.612,95%CI 1.266~5.388,P=0.009)。Yu WD 等则在 208 例患者中分析了 PIK3CB 表达和新辅助放疗反应之间的关系,结果显示 PIK3CB 高表达和低位直肠、更高的 ypT 分期、更差的 TRG 评分相关,也是局部复发、远处转移的危险因素。

Wu 研究发现,胰岛素样生长因子受体 -1(IGF-1R)表达和 cTNM 显著相关(P=0.012),而其高表达和较差的放疗反应相关(P<0.001,r=0.401)。通过对放疗前活检的组织进行 RT-PCR 检测,也发现 IGF-1R mRNA 阴性人群具有更好的放射敏感性(P<0.001,r=0.497)。 和放疗前活检标本比较,同一患者在术后标本中 IGF-1R 蛋白和 mRNA 的表达都显著增加了。由此作者推断 IGF-1R 表达水平或许可作为预测直肠癌术前放疗敏感性的一个生物标记物(表 4)。

(四)肠癌晚期治疗研究

1. CONCUR 研究:瑞戈非尼晚期肠癌亚洲的数据

2015 年由秦叔逵教授和李进教授牵头,研究瑞戈非尼在难治性转移性结直肠癌亚洲患者中进行的Ⅲ期 CONCUR 试验的结果发表在 The Lancet Oncology 上。此结果再次证实了瑞戈非尼在关键性国际Ⅲ期 CORRECT 试验的结果:较安慰剂显著改善总生存期(OS)。CONCUR 试验在更广泛的转移性结直肠癌的亚洲人群中评估瑞戈非尼的临床疗效,为瑞戈非尼在难治性转移性结直肠癌患者中的安全性和有效性提供了另一个有力的证据。

结直肠癌在全球范围内以及亚洲的发病率持续增长。尽管晚期治疗方法有所进步,但对于其他治疗选择的医疗需求仍然很高,特别是对于难治性转移性结直肠癌的患者。CONCUR 试验是一项随机、双盲、安慰剂对照的Ⅲ期临床研究。研究纳入来自亚洲(中国大陆、中国香港、中国台湾、韩国和越南)的 25 家中心的 204 名患者,在 3 个月内接受过标准治疗疾病进展的Ⅳ期结肠或直肠癌患者按 2 : 1 随机分为两组,分别接受最佳支持治疗加每日口服瑞戈非尼 160mg 或安慰剂,每 4 周为 1 个用药周期,前 3 周持续用药。患者必须接受至少二线的既往转移性结直肠癌治疗,其中包括氟尿嘧啶、奥沙利铂和伊立替康。既往治疗可包括抗 -VEGF 治疗或抗 EGFR 治疗但非必须。患者持续用药直至疾病进展、毒性不可耐受或撤回知情同意。主要终点为总生存期(OS)。次要终点包括无进展生存期(PFS)、肿瘤反应、疾病控制率(DCR)及安全性。采用分层 log-rank 检验(单侧 α=0.2)比较各治疗组之间的生存期。

CONCUR 试验中,相比于安慰剂组,瑞戈非尼组患者的总生存期显著延长(HR=0.55,单侧 P=0.00016,95%CI 0.40~0.77),这意味着死亡风险降低了 45%。瑞戈非尼联合最佳支持治疗(BSC)组的中位生存期为 8.8 个月,安慰剂联合 BSC 组的中位生存期为 6.3 个月。此试验同时达到关键的次要终点:与仅最佳支持治疗相比,瑞戈非尼联合 BSC 显著改善无进展生存期(PFS)(HR=0.31,单侧 P<0.0001,95%CI 0.22~0.44);中位无进展生存期分别为 3.2 个月和 1.7 个月。预设亚组的总生存期和无进展生存期分析结果显示,瑞戈非尼几乎在所有亚组均显示出临床获益的一致性。在一项探索性分析中,对既往抗 EGFR 和 / 或抗 VEGF 靶向生物治疗对总生存期的影响进行评估,瑞戈非尼治疗患者中,既往均未接受过抗 VEGF 或抗 EGFR 治疗的患者其评估风险比为 0.31(95%CI 0.19~0.53),既往接受过任意靶向抗肿瘤治疗(抗 VEGF,抗 EGFR,或两者皆有)的患者其评估风险为 0.78(95% CI 0.51~1.19)。瑞戈

表4 新辅助新模式的优化及疗效预测

作者	研究机构	研究概要	出版刊物	影响因子	对实践的意义	证据级别
Deng YH	中山大学第六医院	局部晚期直肠癌 RT+5-FU vs. RT+FOLFOX vs. FOLFOX	ASCO meeting		mFOLFOX6 联合放疗 pCR 率更高；而 mFOLFOX6 新辅助化疗有不错的显著降期率，且毒性和术后并发症发生率低	Ⅰ级，多中心 RCT
Jin T	浙江省肿瘤医院	尼妥珠单抗在局部晚期直肠癌新辅助治疗中的应用	Int J Colorectal Dis	2.449	尼妥珠单抗可以安全地用于新辅助化放疗	Ⅲ级，单中心单臂 2 期
Zeng WG	医科院肿瘤医院	PCR 的预测因素	Chin J Cancer	2.155	治疗前的 CEA 及化放疗至手术间隔期和 pCR 增加显著相关	Ⅲ级，回顾性研究
Wang L	北京肿瘤医院	CD45RO(+) 肿瘤浸润淋巴细胞对于新辅助放疗的预后判断	Int J Colorectal Dis.	2.449	CD45RO(+) 密度和降期反应有关，DFS 有关	Ⅲ级，回顾性研究
Yu WD	北京肿瘤医院	PIK3CB 表达和新辅助放疗反应之间的关系	World J Gastroenterol	2.369	PIK3CB 和预后有关	Ⅲ级，回顾性研究
Wu XY	南京中医药大学附属医院	IGF-1R 表达水平和新辅助放疗的关系	World J Gastroenterol	2.369	IGF-1R 或许可作为预测术前放疗敏感性的标记物	Ⅲ级，回顾性研究

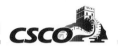

非尼组的疾病控制率(DCR)高于安慰剂组(51% vs. 7%,单侧 $P<0.0001$)。安全性方面与瑞戈非尼包括亚洲患者的其他临床试验已知的结果相一致。瑞戈非尼组患者出现的最常见的治疗出现药物相关性 ≥3 级不良反应包括有手足皮肤反应(16%)、高血压(11%)、黄疸(7%),低磷酸盐血症(7%)高胆红素血症(12%)、肝酶水平升高(ALT 7%, AST 6%)、高脂血症(4%)和斑丘疹(4%)。无肝功能衰竭或胰腺炎的报道。虽然 CONCUR 的试验设计与 CORRECT相似,但 CONCUR 中患者人群中接受既往更多线治疗的程度较低。CONCUR 试验的患者中,约有 62% 因转移性疾病既往接受过三线或一二线系统治疗,CORRECT 试验中的比例为52%。此外,CONCUR 试验中允许既往未接受生物靶向治疗的患者入组。CONCUR 试验的参与者中有 40% 在随机分组前,既往未接受任何生物靶向治疗,而 CORRECT 试验中,所有患者均既往接受过一种治疗。本项研究结果为瑞戈非尼在亚洲晚期肠癌患者中使用提供重要依据。

2. 一项法米替尼治疗晚期转移性结直肠癌的多中心、随机双盲、平行组、安慰剂对照Ⅱ期临床研究

2015 年 ASCO GI 研讨会于 1 月 15~17 日在美国旧金山举行。在 1 月 17 日的口头报告专场,广州中山大学肿瘤医院徐瑞华教授将带来关于法米替尼治疗晚期结直肠癌Ⅱ期研究的精彩报告(摘要号 #513)。结直肠癌(CRC)是第三大常见的癌症,在中国癌症死亡的原因中排第五位。对于二线治疗失败后的晚期 CRC 患者目前没有标准的治疗方案。法米替尼是一个小分子的多靶点受体酪氨酸激酶抑制剂,主要通过抑制血管生成发挥作用。这项Ⅱ期临床研究旨在评估法米替尼治疗晚期结直肠癌的疗效和安全性。这是一项多中心、随机、双盲、安慰剂对照的Ⅱ期临床研究(临床试验注册号:NCT01762293)。研究共纳入 154 例二线或二线以上治疗失败的晚期结直肠癌患者,按照 2∶1 随机分配接受法米替尼或安慰剂治疗,25mg/d。主要试验终点为无进展生存期(PFS),次要试验终点包括总生存期(OS),客观缓解率(ORR),疾病控制率(DCR),生活质量(QoL)和安全性。使用意向治疗人群进行试验终点的统计分析。

154 例随机分组的患者中,治疗组和对照组中位无进展生存期(mPFS)分别为 2.8 个月和 1.5 个月($P=0.0034$,HR=0.58),ORR 分别为 2.02% 和 0.00%($P=0.54$),DCR 分别是 57.58%和 30.91%($P=0.0023$)。对 OS 数据的分析正在进行中。常见的不良事件(AE)包括中性粒细胞减少、血小板减少、高血压、蛋白尿和手足综合征,多数是 1/2 级。严重不良事件(SAE)在法米替尼组和安慰剂组的发生率分别为 11.11% 和 9.09%($P=0.7884$)。总体而言,法米替尼耐受性良好,毒性可控。法米替尼改善了晚期转移性结直肠癌患者的 PFS,提高治疗组的ORR 和 DCR,具有良好的安全性和耐受性。

3. mCRC 一线 XELOX 或 FOLFOX 诱导治疗后卡培他滨单药维持

结直肠癌(CRC)是最常见的恶性肿瘤之一,所有的 CRC 在一线治疗后终将进展。因此寻求一种有效且低毒性的维持治疗方案来延长患者的无进展生存(PFS)刻不容缓。广州中山大学肿瘤医院徐瑞华教授在 ASCO 会议上获得摘要汇报。一些临床研究表明,一线治疗后进行维持治疗可以延长 PFS。该课题组之前的非随机小样本研究表明:接受 XELOX 一线治疗的病人后期用卡培他滨维持治疗可显著延长中位进展时间(TTP)。该课题组启动第一个随机研究来评估 XELOX 或 FOLFOX 诱导化疗后单药卡倍他滨维持治疗的疗效和安全性,观察到一线治疗转移性 CRC 患者进展。这是一个多中心随机的Ⅲ期临床研究。接受 18~22

周 XELOX 或 FOLFOX 化疗且疗效评价为疾病缓解或疾病无进展者被随机 1：1 分为实验组及对照组。实验组接受卡培他滨的维持治疗（1000mg/m²，d1~d14，q3W）；对照组只采取观察，直到疾病进展。主要终点是 PFS，即从初治到出现第一例疾病进展或死亡之间的时间间隔。受试患者共 275 名，其中实验组 136 名，对照组 139 名，两组受试者在基线特征方面无明显差异。平均随访 29.0 个月（范围，0~62.5 个月）。实验组 PFS 中位数（11.0 个月，95%CI 9.45~12.5 个月）显著长于观察组（8.0 个月，95%CI 7.2~8.8 个月，$P<0.001$）。两组人群中最常见的 3、4 级毒性反应为中性粒细胞减少症、手足综合征和黏膜炎。与观察对照组相比，XELOX 或 FOLFOX 诱导化疗后应用卡培他滨单药维持治疗的实验组中转移性结直肠癌患者有明显获益。该项研究为晚期肠癌一线化疗获益后卡培他滨维持治疗提供依据。

4. 新辅助或一线治疗失败 CRC 后对二线治疗反应差的原因

浙江大学附属第二医院丁克峰教授团队回顾性分析影响结直肠癌患者辅助化疗或一线化疗失败后二线化疗低反应性的因素。该项研究在 2015 年 ASCO 上获得摘要汇报。从 2008 年 6 月到 2014 年 5 月在浙大二附院被诊断结直肠癌的患者被纳入观察。入选标准：①组 1：初诊Ⅱ~Ⅳa 得到 R0 切除，接受辅助化疗并于辅助化疗期间复发者，或在 12 个月内接受完整的辅助化疗，然后接受二线化疗者；②组 2：初诊Ⅳ级且不可手术，一线化疗期间疾病进展者，或 6 个月内完成一线化疗，然后接受二线化疗者。反应评估为 RECIST 1.1 版。终点为二线化疗失败，定义为二线化疗开始后 2~4 个月内的疾病进展。分析了包括病人特点、肿瘤特征、治疗信息等 79 个协变量，用 STATA 12 进行逻辑回归分析。通过对 125 例患者进行分析，包组 1 的 53 名患者 [（55.8±9.8）岁，43.4% 患者二线化疗失败] 和组 2 的 72 名患者 [（55.5±11.3）岁，51.4% 的患者失败]。组 1，我们发现年轻的病人（≤55 岁 vs. >55 岁，OR=3.71，95%CI 1.02 ~13.55）和辅助化疗后早期复发患者（时间从最初诊断到复发时间≤300 天 vs. >300 天，OR=6.18，95%CI 1.69~22.56）二线化疗反应性较低。通过逻辑回归方程算出：分对数（失败）的概率 =−1.92+1.31+1.82× 年龄 +1.82× 持续至复发的时间。ROC 曲线下的面积为 0.77。研究结果显示：55 岁以下初诊的患者在以及初诊后 300 天之内复发的患者对二线化疗反应性较低（表 5）。

（五）多学科理念（手术、转化治疗等）

肝转移是结直肠癌术后最常见的复发模式；在原发灶根治性切除后，肝转移发生率高达 30% 左右。因此，如何预防术后肝转移是改善结直肠癌手术疗效的关键。肝动脉灌注化疗在肝转移的转化治疗中已经被证实有确切的效果，但对预防肝转移的疗效尚未明确。上海复旦大学附属中山医院许剑民教授在 2015ASCO GI 会议上报道了一项前瞻性、多中心、随机对照研究（摘要号：511）——术前肝动脉和区域动脉灌注化疗减少结直肠癌根治性切除术后异时性肝转移的发生。该研究以临床Ⅱ期或Ⅲ期 CRC 患者为研究对象，评估增加术前肝动脉和区域动脉灌注化疗（PHRAC）对Ⅱ期和Ⅲ期结直肠癌（CRC）患者预后的影响。该研究共入组了中国 5 个中心的 688 例患者（intent to treat，ITT 人群）。结果显示 PHRAC 组和对照组的 5 年 DFS 率分别为 75% 和 61%，风险比（HR）为 0.60（95%CI 0.45~0.80，$P<0.001$）；5 年累计肝转移发生率分别为 8% 和 18%，HR 为 0.39（95%CI 0.24~0.64，$P<0.001$）；5 年 OS 率分别为 81% 和 72%，HR 为 0.59（95%CI 0.42~0.84，$P=0.003$）；两组间并发症发生率和死亡率无显著性差异。可评估人群分组比较的结果与 ITT 人群类似。亚组分析显示，Ⅲ期患者的 DFS、肝转移率、OS 在组间有显著性差异，而Ⅱ期患者则无显著差异。研究结果提示：增加

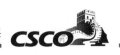

表 5　晚期肠癌治疗的主要研究

作者	研究机构	研究概要	出版刊物	影响因子	对实践的意义	证据级别
秦叔逵 李进	解放军第八一医院、复旦大学	局部晚期直肠癌 最佳支持治疗 vs. 瑞戈非尼	The Lancet Oncology	24.69	转移性结直肠癌的亚洲人群中评估瑞戈非尼的临床疗效	I级,多中心RCT
徐瑞华	广州中山肿瘤医院	晚期肠癌 最佳支持治疗 vs. 法米替尼	ASCO GI	口头报告	法米替尼治疗晚期转移性结直肠癌的多中心、随机双盲、平行组、安慰剂对照	II级 II期研究 单中心
徐瑞华	广州中山肿瘤医院	晚期肠癌一线治疗后维持治疗:卡培他滨 vs. 观察	ASCO	摘要	mCRC一线 XELOX 或 FOLFOX 诱导治疗后卡培他滨单药维持意义	II级 多中心随机的III期临床研究
丁克峰	浙江大学附属第二医院	新辅助或一线治疗失败 CRC 后二线治疗反应差的原因	ASCO	摘要	55岁以下初诊的患者以及初诊后300天之内复发的患者对二线化疗反应性较低	III级证据单中心回顾性分析

PHRAC 可减少Ⅲ期 CRC 患者的异时性肝转移的发生,同时改善 DFS 和 OS,而并未降低患者的安全性。这样的研究是非常鼓舞人心的。

转移性灶切除能显著改善转移性结直肠癌患者的预后,因此创造条件进行转移灶切除已经成为转移性结直肠癌治疗的共识。但是对于转移灶不可切除而原发灶尚无症状者,是否行原发灶切除学界仍存在严重的分歧。中山大学肿瘤医院陈功教授在 2015 年 ASCO 会议上报道了一项正在进行中多中心、随机对照、开放Ⅲ期临床试验。该研究以转移灶不可切除、原发灶尚无症状、而且对初始化疗敏感的结直肠癌患者为对象,所有无症状性结直肠癌伴有不可切除的转移性病灶且同意加入研究的患者将接受 6 个月的筛选化疗(任何有用的一线化疗都可以使用,除贝伐单抗外,因其可影响手术的安全性)。那些对化疗反应或稳定的患者将按 1∶1 比例随机分为接受手术切除原发肿瘤组和继续化疗组。接受手术组的患者在手术恢复后将接受化疗。该研究的首要观察终点为基于独立评估的总体生存期。次要观察终点包括无进展生存期(PFS)、健康相关的生活质量(HRQoL)和毒副作用。该研究设计具有 80% 效用可以检测手术组总生存期 0.71 的风险比(从 15 个月到 21 个月)。单侧 log-rank 检验的显著性水平为 0.025。基于这些假设,一共需要观察 480 名患者的 320 个事件。试验的持续时间为 72 个月(36 个月招募和 36 个月随访)。该研究采用"初始化疗有效"作为筛选条件,理论上有利于筛选出生物学行为较好的患者接受原发灶的切除,设计上明显有别于既往的研究,研究结果值得期待。

针对同一主题,上海复旦大学中山医院刘天舒教授报告了一项回顾性研究。该研究以接受化疗 + 贝伐珠单抗治疗的同时性转移灶不可切除的结直肠癌患者为对象,研究原发灶切除所带来的临床获益。2011 年 10 月至 2013 年 11 月之间,191 例 ECOG 评分 0~2 分的患者纳入研究,所有患者接受 mFOLFOX/XELOX+ 贝伐珠单抗的治疗;根据患者是否接受原发灶切除分为原发灶切除组(PRT,$n=118$)和原发灶未切除组(IPT,$n=73$);原发灶切除与否根据医生和患者的讨论决定。研究结果发现两组的临床特征(年龄、性别、ECOG 评分、KRAS 突变、结肠或直肠肿瘤的比例、以及转移器官的数目等)均没有显著性差异。原发灶切除组的中位 PFS 及 OS 均显著长于未切除组(10.0 个月 vs. 7.8 个月,$P<0.01$;22.4 个月 vs. 17.7 个月,$P<0.01$)。两组的不良事件发生率相似;原发灶未切除组有 16 例(21.9%)发生严重的原发灶相关并发症,包括出血、梗阻或穿孔。研究者认为对接受化疗 + 贝伐珠单抗治疗的同时性转移灶不可切除的结直肠癌,预防性原发灶切除者 PFS 和 OS 更长而且有利于降低严重不良事件的发生并改善生存质量。

对于远处转移局限于肝脏的结直肠癌患者,完全切除转移瘤是延长生存时间甚至获得根治的重要方法。对于伴有不可切除性肝转移的结直肠癌患者而言,其治疗目标是通过转化性化疗提高切除率。中山大学附属第六医院邓艳红教授在 2015 年 ASCO 会议上报道了一项正在进行中的随机对照、开放Ⅱ期临床试验。该研究以 RAS 突变型不可切除性肝单纯性转移结直肠癌患者为对象,比较 FOLFOXIRI 联合贝伐珠单抗与单独使用 FOLFOXIRI 作为一线治疗方案,是否能提高该人群的根治性切除率。主要终点肝转移的转化率,是指那些经过拟定治疗后接受根治性肝切除的患者的比例。次要终点是安全性、客观缓解率、总生存期、无进展生存期、生活质量和一项对预测性分子标记物应答程度的评估。160 例符合筛选条件的患者纳入此次试验,并随机以 1∶1 比例被分配为 2 个治疗组,根据 ECOG 状态、同时 / 异时转移以及 Nordlinger 风险评分进行分层分析。所有病人每 2 周接受一次该项试验的

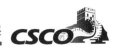

治疗,共 12 个周期。多学科团队(包括肝外科医生)在 2~3 周期治疗后采用 CT 扫描或腹部 MRI 评估临床应答及肝转移的切除性。如果在这项评估中,肝转移被视为是不可切除,但肿瘤评估确诊其属于稳定期疾病或有部分缓解,治疗将会继续进行并在下个疗程后再次进行临床缓解及可切除性的评估。

尽管术前放化疗显著的降低了局部进展期直肠癌术后的局部复发风险,但是并未显著的提高生存率,而且对患者远期的生存质量带来很大的影响。奥沙利铂在同期放化疗中的地位尚有争议。中山大学肿瘤医院万德森教授报道了一项局部进展期直肠癌术前同期放疗 + XELOX 方案化疗对比直接手术的前瞻性随机对照研究的中期分析结果。该研究以临床 Ⅱ、Ⅲ期的中下段直肠癌患者为研究对象,随机分组接受 TME 术(TME 组,n=94)和术前放化疗 + TME 手术(CCRT 组,n=90);同期化疗采用 XELOX 方案。主要研究终点是 DFS,次要研究终点是 OS、局部复发率和远处转移率、肿瘤退缩率、毒性、括约肌保存率以及手术并发症发生率。整租患者的 3 年 DFS 和 OS 分别是 86.3% 和 91.5%。TME 组和 CCRT 组的 3 年 DFS 分别是 85.7% 和 87.9%(P=0.766);3 年 OS 分别是 90.7% 和 92.3%(P=0.855);括约肌保存率分别是 71.3% 和 70.0%(P=0.849)。TME 组中 16(17.0%)例患者最终病理分期是 Ⅰ 期;CCRT 组中 32(35.6%)例患者获得了病理完全缓解(pCR)。该研究证实即使是采用较强的化疗方案,术前放化疗仍未能改善患者的 DFS 和 OS。

与肝转移的治疗相似,结直肠癌肺转移手术切除亦能获得良好的预后。立体定向放射治疗(SBRT)在早期肺癌中的疗效肯定,但在结直肠癌肺转移治疗中暂无证据。四川大学华西医院 Shen Y 教授报告了一项采用高剂量低分割 SBRT 技术治疗结直肠癌孤立性肺转移的回顾性研究。研究纳入 38 例结直肠癌来源的孤立性肺转移患者。根据肿瘤位置,每分割的剂量分为 12、8 和 6Gy 三组。研究的主要终点是局部肿瘤无进展生存时间(LTP)和总生存时间。经过中位时间 18 个月的随访,1、2 和 3 年的 LTP 分别是 64.7%、43.9% 和 33.8%。治疗耐受性良好,无 3、4 度治疗相关毒性。研究者认为对孤立性结直肠来源的肺转移,采用 SBRT 技术的根治性放疗是一种有效的微创技术,局部控制和远期生存良好;对位于中央以及不适于手术切除的患者尤其适用(表 6)。

第三部分　总　结

综上所述,我们也可以看出高影响力研究的一些特点:都是多中心合作研究项目;都是基础和临床有机结合的课题。此外,多学科团队的贡献,以及方向明确的系列研究也非常重要。

过去的一年里,我国的肠癌研究者取得了可喜的成绩,然而,值得关注和反思的是,高质量的研究仍然太少。一方面,我们需要紧跟世界的步伐,争取加入更多的全球新药研究;另一方面,各研究单位之间紧密合作,研究者自主发起的研究近年来取得了很多成果,值得称赞。最后,在 CSCO2015 年中国临床肿瘤学进展年度报告定稿会上,我们根据总论部分评选标准分别筛选出 2015 年度肠癌领域重要进展见表 7。

致　谢

感谢北京大学第一医院图书馆和《中国医学论坛报》为本文提供系统的数据检索!
感谢 CSCO 青年委员会肠癌组所有成员的共同努力!

表 6 肠癌多学科治疗的主要研究

作者	研究机构	研究概要	出版刊物	影响因子	对临床实践的意义	证据级别
许剑民	复旦大学附属中山医院	围术期治疗	ASCO GI 会议	口头报告	术前肝动脉和区域动脉灌注化疗改善预后	III级,多中心
陈 功	中山大学肿瘤医院	转移灶不可切除,原发灶无症状者手术切除的意义	ASCO 会议	摘要	进行中的研究	III级,多中心
刘天舒	复旦大学中山医院	转移灶不可切除,原发灶无症状者手术切除的意义	ASCO 会议	摘要	预防性切除原发灶切除延长 PFS 和 OS	回顾性
邓艳红	中山大学附属第六医院	FOLFOXIRI 联合贝伐珠单抗对比单独使用 FOLFOXIRI 的肝转移的转化切除率	ASCO 会议	摘要	进行中的研究	III级,多中心
万德森	中山大学肿瘤医院	直肠癌术前同期放疗 +XELOX 方案化疗对比直接手术	Chin J Cancer	2.155	术前放疗 +XELOX 方案化疗未能改善 DFS 和 OS	多中心
Shen Y	四川大学华西医院	高剂量低分割 SBRT 技术治疗结直肠癌孤立性肺转移	ASTRO 会议	摘要	SBRT 根治性放疗对结直肠癌孤立性肿转移安全有效	回顾性

表 7 肠癌领域重要进展

作者	研究机构	研究概要	出版刊物	影响因子	临床意义	证据级别
邓艳红	中山大学第六医院	局部晚期直肠癌	ASCO meeting	口头报告	mFOLFOX6 联合放疗 pCR 率更高	I级III期多中心
秦叔逵 李 进	解放军第八一医院,复旦大学	晚期直肠癌瑞戈非尼	The Lancet Oncology	24.69	亚洲人群中瑞戈非尼的临床疗效	I级III期多中心
徐瑞华	中山肿瘤医院	晚期肠癌最佳支持治疗 vs. 法米替尼	ASCO GI	口头报告	法米替尼治疗晚期转移性结直肠癌	II级II期多中心
徐瑞华	中山肿瘤医院	晚期肠癌一线治疗后维持	ASCO	摘要	卡培他滨单药维持意义	II级III期多中心
许剑民	复旦大学附属中山医院	围术期治疗	ASCO GI 会议	口头报告	术前肝动脉和区域动脉灌注化疗改善预后	I级III期多中心

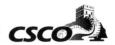
参 考 文 献

1. Zhou Q, Li K, Lin GZ, et al. Incidence trends and age distribution of colorectal cancer by subsite in Guangzhou, 2000-2011. Chin J Cancer, 2015, 34(8): 358-364.

2. Song Y1, Liu M, Yang FG, et al. Dietary fibre and the risk of colorectal cancer: a case-control study. Asian Pac J Cancer Prev, 2015, 16(9): 3747-3752.

3. Zhu B, Zou L, Qi L, et al. Allium vegetables and garlic supplements do not reduce risk of colorectal cancer, based on meta-analysis of prospective studies. Clin Gastroenterol Hepatol, 2014, 12(12): 1991-2001.e1-4.

4. Liu Y1, Yu QY, Zhu ZL, et al. Vitamin B2 intake and the risk of colorectal cancer: a meta-analysis of observational studies. Asian Pac J Cancer Prev, 2015, 16(3): 909-913.

5. Qin M1, Ma LQ, Tan J, et al. Risk factors for colorectal neoplasms based on colonoscopy and pathological diagnoses of Chinese citizens: a multicenter, case-control study. Int J Colorectal Dis, 2015, 30(3): 353-361.

6. Zeng Y1, Wei L, Wang YJ, et al. Genetic Association between ERCC5 rs17655 Polymorphism and Colorectal Cancer Risk: Evidence Based on a Meta-analysis. Asian Pac J Cancer Prev, 2015, 16(13): 5565-5571.

7. Deng YH, Chi P, Lan P, et al. A multi-center randomized controlled trial of mFOLFOX6 with or without radiation in neoadjuvant treatment of local advanced rectal cancer (FOWARC study): Preliminary results. 2015 ASCO Annual Meeting Abstracts. J Clin Oncol 33, 2015: (suppl; abstr 3500).

8. Jin T1, Zhu Y, Luo JL, et al. Prospective phase II trial of nimotuzumab in combination with radiotherapy and concurrent capecitabine in locally advanced rectal cancer. Int J Colorectal Dis, 2015, 30(3): 337-345.

9. Zeng WG, Liang JW, Wang Z, et al. Clinical parameters predicting pathologic complete response following neoadjuvant chemoradiotherapy for rectal cancer. Chin J Cancer, 2015, 34(10): 468-474.

10. Wang L1, Zhai ZW, Ji DB, et al. Prognostic value of CD45RO(+) tumor-infiltrating lymphocytes for locally advanced rectal cancer following 30 Gy/10f neoadjuvant radiotherapy. Int J Colorectal Dis, 2015, 30(6): 753-760.

11. Yu WD, Peng YF, Pan HD, et al. Phosphatidylinositol 3-kinase CB association with preoperative radiotherapy response in rectal adenocarcinoma. World J Gastroenterol, 2014, 20(43): 16258-16267.

12. Wu XY, Wu ZF, Cao QH, et al. Insulin-like growth factor receptor-1 overexpression is associated with poor response of rectal cancers to radiotherapy. World J Gastroenterol, 2014, 20(43): 16268-16274.

13. Xu JM, Xia JG, Gu Y. Effect of preoperative hepatic and regional arterial chemotherapy on metachronous liver metastasis after curative colorectal cancer resection: A prospective, multicenter, randomized controlled trial. 2015 Gastrointestinal Cancers Symposium.

14. Deng YH, Wang L, Liu GJ. FOLFOXIRI with or without cetuximab as first-line treatment of patients with non-resectable liver, only metastatic colorectal cancer and KRAS/NRAS wild type (FOCULM study). 2015 Gastrointestinal Cancers Symposium.

15. Xu RH, Shen L, Wang KM. A randomized, double-blind, parallel-group, placebo-controlled, multicenter, phase II clinical study of famitinib in the treatment of advanced metastatic colorectal cancer. 2015 Gastrointestinal Cancers Symposium.

16. Lin F, Li GX. Efficacy and safety of capecitabine plus oxaliplatin (XELOX) as the perioperative treatment of patients with potentially resectable liver-only metastases from colorectal cancer: A single arm, open-label, multicenter phase II trial. 2015 Gastrointestinal Cancers Symposium.

17. Qiu Z, Guo W, Wang Q, et al. MicroRNA-124 Reduces Pentose Phosphate Pathway and Proliferation by Targeting PRPS1 and RPIA mRNAs in Human Colorectal Cancer Cells. Gastroenterology, 2015, 149(6): 1587-1598.

18. Liu S, Sun X, Wang M, et al. A microRNA 221- and 222-mediated feedback loop maintains constitutive activation of NF κ B and STAT3 in colorectal cancer cells. Gastroenterology, 2014, 147 (4): 847-859.

19. Wang L1, Li ZY, Li ZW, et al. Efficacy and safety of neoadjuvant intensity-modulated radiotherapy with concurrent capecitabine for locally advanced rectal cancer. Dis Colon Rectum, 2015, 58 (2): 186-192.

20. Han JG, Wang ZJ, Qian Q, et al. A prospective multicenter clinical study of extralevator abdominoperineal resection for locally advanced low rectal cancer. Dis Colon Rectum, 2014, 57 (12): 1333-1340.

21. Hua H, Xu J, Chen W, et al. Defunctioning cannula ileostomy after lower anterior resection of rectal cancer. Dis Colon Rectum, 2014, 57 (11): 1267-1274.

22. Fan WH, Wang FL, Lu ZH, et al. Surgery with versus without preoperative concurrent chemoradiotherapy for mid/low rectal cancer: an interim analysis of a prospective, randomized trial. Chin J Cancer. 2015, 34 (89): 394-403.

23. Wang F, Bai L, Liu TS, et al. Right- and left-sided colorectal cancers respond differently to cetuximab. Chin J Cancer, 2015, 34 (9): 384-393.

24. Huang DD, Wang SL, Zhuang CL, et al. Sarcopenia, as defined by low muscle mass, strength and physical performance, predicts complications after colorectal cancer surgery. Colorectal Dis, 2015, 17 (11): O256-264.

25. Xu F, Xu L, Wang M, An G, et al. The accuracy of circulating microRNA-21 in the diagnosis of colorectal cancer: a systematic review and meta-analysis. Colorectal Dis, 2015, 17 (5): O100-107.

26. Wang Y, Wang LY, Feng F, et al. Effect of Raf kinase inhibitor protein expression on malignant biological behavior and progression of colorectal cancer. Oncol Rep, 2015, 34 (4): 2106-2114.

27. Wang X, Ding X, Nan L, et al. Investigation of the roles of exosomes in colorectal cancer liver metastasis. Oncol Rep, 2015, 33 (5): 2445-2453.

28. Ma H, Bi J, Liu T, et al. Icotinib hydrochloride enhances the effect of radiotherapy by affecting DNA repair in colorectal cancer cells. Oncol Rep, 2015, 33 (3): 1161-1170.

29. Li J. A post-hoc health-related quality of life (HRQoL) analysis of patients with metastatic colorectal cancer (mCRC) in the phase III CONCUR trial. 2015 Gastrointestinal Cancers Symposium.

30. Liu W. Nomogram Predicting Long-Term Survival After TME Surgery for Locally Advanced Rectal Cancer Based on 1798 Patients Treated in a Single Cancer Center between 2000 and 2010. 2014 ASTRO meeting. Abstralt41.

31. Qin M, Ma LQ, Tan J, et al. Risk factors for colorectal neoplasms based on colonoscopy and pathological diagnoses of Chinese citizens: a multicenter, case-control study. Int J Colorectal Dis, 2015, 30 (3): 353-361.

32. Li J, Qin S, Xu R, et al. Regorafenib plus best supportive care versus placebo plus best supportive care in Asian patients with previously treated metastatic colorectal cancer (CONCUR): a randomised, double-blind, placebo-controlled, phase 3 trial. Lancet Oncol, 2015, 16 (6): 619-629.

33. Wen-zhuo He, Liang-ping Xia. Clinic and pathologic features of colorectal cancer in patients less than or equal to 30 years of age. J Clin Oncol 33, 2015 (suppl; abstr e14591).

34. Wen-zhuo He, Liang-ping Xia. Impact of metformin on survival in patients with type II diabetes and metastatic colorectal cancer. J Clin Oncol 33, 2015 (suppl; abstr e14521).

35. Jieer Ying, Qiong He, Qi Xu, et al. Comparison of PIK3CA gene status between primary tumors and paired metastases in metastatic or recurrent colorectal cancer. J Clin Oncol 33, 2015 (suppl; abstr e14599).

36. Lin Liu. miRNA-497 to enhance the sensitivity of colorectal cancer cells to neoadjuvant chemotherapeutic drug. J Clin Oncol 33, 2015 (suppl; abstr e22060).

37. Xu RH, et al. A randomized, double-blind, parallel-group, placebo-controlled, multicenter, phase II clinical study of famitinib in the treatment of advanced metastatic colorectal cancer. 2015 ASCO GI Abstract 513.

38. Rui-hua Xu, Yu-hong Li, Huiyan Luo, et al. Continuing single-agent capecitabin as maintenance therapy after

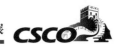

induction of XELOX (or FOLFOX) in first-line treatment of metastatic colorectal cancer.J Clin Oncol 33,2015 (suppl;abstr 3580).

39. Ke-Feng Ding,Jun Li,Yue Liu,et al. Retrospective analysis on the factors related with lower response rates to second-line chemotherapy after failure of adjuvant/front-line chemotherapy for colorectal cancer.J Clin Oncol 33,2015(suppl;abstr e14537).

40. Xu JM,Zhong Yun-shi,et al. Multi-center,randomized,controlled,open-label effectiveness study of preoperative hepatic and regional arterial infusion chemotherapy in the prevention of liver metastasis after colorectal cancer surgery.2015 ASCO GI Abstract 511.

41. Gong Chen,Rong-xin Zhang,Yu-hong Li,et al. Multi-center,randomized,controlled,open-label effectiveness study of primary tumor resection or not in asymptomatic colorectal cancer with unresectable metastatic disease . J Clin Oncol 33,2015(suppl;abstr TPS3628).

42. Zhiming Wang,Li Lian,Yuhong Zhou,et al. The value of primary tumor resection in patients with metastatic colorectal cancer received chemotherapy plus bevacizumab:Results from the single center,retrospective study.J Clin Oncol 33,2015(suppl;abstr e14615).

43. Yanhong Deng,Huabin Hu,Guanjian Liu,Y et al. FOLFOXIRI with or without bevacizumab as first-line treatment for unresectable liver-only metastatic colorectal cancer patients with RAS mutation-type.J Clin Oncol 33,2015(suppl;abstr TPS3624).

中国临床肿瘤学胃癌
年度研究进展

2014 年 9 月 ~2015 年 8 月

中国临床肿瘤学会青年专家委员会

编　　者:张小田[1]　黄鼎智[2]　李子禹[1]　李　勇[3]　任　骅[4]
　　　　　隋　红[5]　孙玉蓓[6]　杨　林[4]　张　俊[7]　赵　林[8]

顾　　问:沈　琳[1]　李　进[9]

编者单位:1. 北京大学肿瘤医院;2. 天津肿瘤医院;3. 广东省人民医院;4. 中国医学科学院肿
　　　　　瘤医院;5. 黑龙江省肿瘤医院;6. 安徽省立医院;7. 上海瑞金医院;8. 北京协和医
　　　　　院;9. 上海同济大学天佑医院

文献数据由北京大学第一医院图书馆和《中国医学论坛报》提供

前　　言

　　尽管近年来在世界范围内,胃癌发病率和死亡率有所下降,但仍分别居恶性肿瘤的第二位和第三位,仍为世界各国肿瘤学家共同关注的研究热点。我国由于人口基数较大,2008年 GLOBOCAN 最新数据显示我国胃癌发病人数占世界比率由 2002 年的 42% 上升到 47%,始终是全世界胃癌临床研究不可忽视的重要人群。

　　由中国临床肿瘤学会(Chinese Society of Clinical Oncology,CSCO)青委会胃癌组负责,在北京大学第一医院图书馆和《中国医学论坛报社》的协助下,梳理了我国临床肿瘤学 2014年 9 月 1 日至 2015 年 8 月 31 日胃癌年度进展,在 2015 年 CSCO 学术年会上进行了口头汇报并得到了来自各方的反馈。在欣喜地见证我国胃癌临床研究飞速发展的同时,我们也需要与日韩欧美等先进国家进行比较,方可了解差距、发展特色,继续进步。

第一部分　研究成果概要

　　2014 年 9 月 1 日至 2015 年 8 月 31 日由中国大陆学者主要参与发表的、临床研究相关的胃癌领域文献共 2028 篇,占临床肿瘤学总文献量的 9%,居于乳腺癌、胃癌、泌尿系肿瘤、肝胆胰肿瘤、结直肠癌之后,与妇科肿瘤并列第六。

　　(一) 文章发表数量与杂志影响因子分析

　　对国内发表胃癌文献量前 20 名的杂志及其影响因子进行分析(图 1 和图 2),中国研究者文章主要集中发表于影响因子小于 4 分的杂志,其中 *Tumor Biology* 和 *PloS One* 发表文章

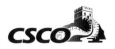

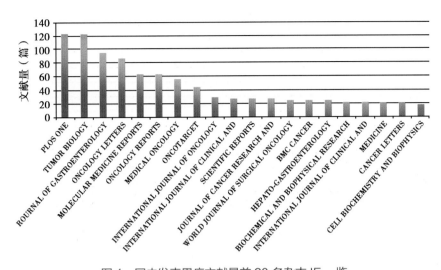

图 1 　国内发表胃癌文献量前 20 名杂志 IF 一览

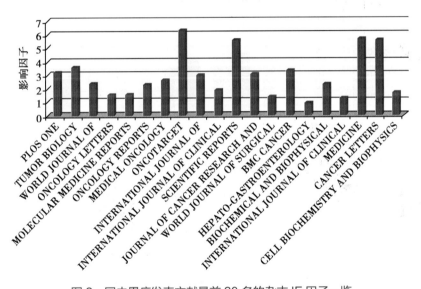

图 2 　国内胃癌发表文献量前 20 名的杂志 IF 因子一览

数量最高,其次为 *World Journal of Gastroenterology* 以及 *Oncology Letter*(图 3);IF 因子最高的为 *Cancer Research*,而在较高影响力的杂志中,我国胃癌研究在去年还是空白。未来我们一方面应该打好坚实的临床研究基础,提高 IF 因子 5 分左右杂志的成功发表率;另一方面应在充分积累的基础上,向高分杂志冲刺。中国胃癌研究者在保证文章数量的同时,更需要重视研究深度,为国际胃癌研究进展提供更高级别的证据。

（二）作者及研究机构的文章发表数量排名

汇总发表文章量最多的 15 个研究机构(图 4),其中位居前 3 位的分别是上海交通大学、南京医科大学、中国医学科学院。这一排名结果与我们平时的认知及以上的作者排名是相吻合的。数据检索由北京大学第一医院图书馆提供,采用盲法进行筛查。同时,为了尽可能减少偏倚,还联系了各研究机构的中青年学者,让他们提供本机构近 1 年来所发表的重要文献。

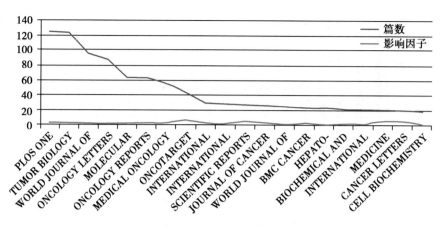

图3　20种重点杂志影响因子及发表胃癌文章数量

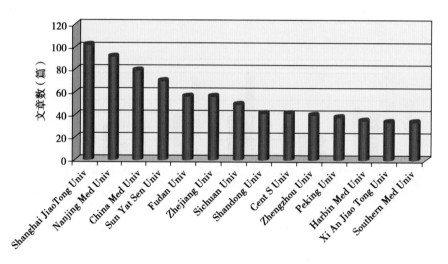

图4　研究机构发表量前15排名

第二部分　主要研究进展

对所有入选文章进行系统梳理(图5),可将中国胃癌的临床研究大致分为3类,临床研究、转化研究及基础研究。转化研究在临床研究和基础研究种架起桥梁,推动胃癌临床治疗的进步;临床研究作为胃癌治疗的主体研究,需要长期的干预、观察、随访和总结,发表文章数量比较少,包括手术、放疗、药物治疗、流行病学、病理/影像以及其他方面(表1)。

(一)重要研究之一

阿帕替尼(Apatinib)作为我国自主研发的抗血管生成1.1类新药,高选择性作用于VEGFR2的小分子酪氨酸激酶抑制剂。2015年ESMO大会报道中国人民解放军第八一医院牵头的一项多中心、双盲、安慰剂对照Ⅲ期临床试验,观察了阿帕替尼治疗二线化疗失败的晚期胃癌的疗效,实验组患者接受阿帕替尼850mg一日1次治疗。该研究共入组273例患者,其主要研究终点为总生存和无进展生存时间,次要研究终点为疾病控制率,客观有效率,生活质量和毒副反应。

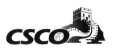

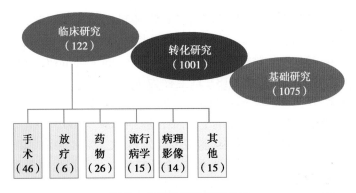

图5 中国胃癌研究的分类

表1 胃癌领域重要进展

作者	研究机构	研究概要	出版刊物	影响因子	对临床实践的意义	证据级别
秦叔逵 李 进	解放军第八一医院 复旦肿瘤医院	阿帕替尼,三线治疗,Ⅲ期研究	Ⅱ期 Journal of Oncology	18	填补胃癌三线治疗的空白;阿帕替尼获批适应证	Ⅰ级,多中心 RCT
王金万 沈 琳	中国医学科学院 北京大学肿瘤医院	mDCF,一线治疗,晚期胃癌,Ⅲ期,多中心	Gastric cancer	3.99	多西他赛在中国获批晚期胃癌的适应证	Ⅰ级,多中心 RCT
沈 琳	北京大学肿瘤医院	贝伐珠单抗,一线治疗晚期胃癌,Ⅲ期,多中心	Gastric cancer	3.99	贝伐珠单抗在晚期胃癌未显示生存优势	Ⅰ级,多中心 RCT

结果显示实验组患者的中位总生存明显优于安慰剂对照组,分别为195天和140天(HR=0.7,$P<0.016$);中位无进展生存分别为78天和53天(HR=0.44,95%CI 0.33~0.61,$P<0.0001$);客观有效率分别为2.84%和0.00%。安全性方面,发生率超过2%的3/4级不良反应为高血压、手足综合征、蛋白尿、乏力、厌食和转氨酶升高,均可以通过剂量调整得到有效控制。该研究结论提示对于二线化疗失败的晚期胃癌患者,阿帕替尼是一种可以选择的治疗药物,可以延长总生存时间,降低死亡风险。因此,阿帕替尼获得我国正式批准上市,应用于单药适用于既往至少接受过2种系统化疗后进展或复发的晚期胃腺癌或胃-食管结合部腺癌患者。

(二)重要研究之二

多西他赛获得我食品药品监督管理局批准,用于中国晚期胃癌一线治疗。该药物的获批基于一项中国医学科学院肿瘤医院王金万教授及北京大学肿瘤医院消化内科沈琳教授牵头的Ⅲ期多中心随机对照临床研究。

该项研究旨在评估剂量调整过的 mDCF[多西他赛 $60mg/m^2$,顺铂 $60mg/m^2$,氟尿嘧啶 $600mg/(m^2 \cdot d)$,持续静脉注射5天,每3周一次]方案对中国胃癌患者的疗效和安全性。研究纳入既往未接受过姑息化疗的晚期胃癌患者,随机接受 mDCF 或 mCF(顺铂 75mg/m²,氟尿嘧啶 600mg/(m²·d),持续静脉注射 5 天,每 3 周一次)治疗。主要研究终点为无进展生存 PFS,结果显示,234 例患者接受治疗并进入分析,mCF 与 mDCF 的无进展生存为 7.2 vs. 4.9 个月(风险比 HR 0.63,$P=0.0018$),总生存为 10.2 个月 vs. 8.5 个月(风险比 HR 0.78,$P=0.099$),客观有效率为 48.7% vs. 33.5%($P=0.0244$),3/4 级不良事件为 75.6% vs. 33.0%($P<0.001$)。最常见的治疗相关不良事件包括中性粒细胞减少(60.5% vs. 8.7%)、腹泻(12.6% vs. 0)、呕吐(7.6% vs. 11.3%)和中性粒细胞减少性发热(12.6% vs. 0)。因此,mDCF 方案可以显著提高患者的无进展生存和客观有效率,安全性特征与既往报告结果数据一致,mDCF 方案为中国未经治疗的晚期胃癌患者的治疗选择之一。

(三)重要研究之三

既往在 AVAGAST 研究中,氟尿嘧啶、顺铂联合贝伐珠单抗较单纯化疗并未能在晚期胃癌中显著延长总生存期,但显示不同地域和人种亚组的疗效存在差别,而该研究仅含有 12 例中国患者。为进一步评价贝伐珠单抗在中国晚期胃癌人群中的疗效和安全性,开展了设计相似的前瞻性、随机双盲、Ⅲ期临床研究,该研究由北京大学肿瘤医院消化内科沈琳教授牵头,主要研究终点为 OS,次要研究终点包括 PFS 和安全性。符合入排标准的 202 例中国晚期胃癌患者按照 1∶1 的比例随机分入安慰剂组(卡培他滨 / 顺铂联合安慰剂,$n=102$)及研究组(卡培他滨 / 顺铂联合贝伐珠单抗,$n=100$)。结果显示与安慰剂相比,增加贝伐珠单抗不能改善中国人晚期胃癌的 OS(HR 1.11,95%CI 0.79~1.56,$P=0.5567$)。治疗相关 3~5 级不良事件在贝伐珠单抗组和安慰剂组分别为 60% 和 68%,其中贝伐珠单抗相关的特殊不良事件在贝伐组与安慰剂组分别为 8% 及 15%,多为 3~5 级出血(贝伐珠单抗组 4%,安慰剂组 12%)。因此,在目前化疗基础上联合贝伐珠单抗未能明显增加疗效,VEGF 单抗在胃癌治疗中的价值未能得到肯定。

该研究结果虽然为阴性,与国际Ⅲ期研究的结果一致,但积累了中国人群的数据,进一步显示了亚洲晚期胃癌人群的特殊性,亦具有重要临床意义。

第三部分　总　　结

过去的一年里,我国的胃癌研究者取得了可喜的成绩。然而从数量上讲,发表文献量仅列第六位,仅占 9%,与我们"胃癌大国"的地位并不相称。更值得关注和反思的是,高质量的研究仍然太少。在 2016 年,胃癌重要临床研究包括一项对比紫杉醇联合卡培他滨续贯卡培他滨单药维持治疗与顺铂联合卡陪他滨的随机对照Ⅲ期临床研究等,期待在新的一年里,获得突破。

致　　谢

感谢北京大学第一医院图书馆和《中国医学论坛报》为本文提供系统的数据检索!
感谢 CSCO 青年委员会胃癌组所有成员的共同努力!

参 考 文 献

1. Li J,Qin S,Xu J et al. Apatinib for chemotherapy-refractory advanced metastatic gastric cancer:results from a randomized,placebo-controlled,parallel-arm,phase Ⅱ trial. J Clin Oncol,2013,31(26):3219-3225.

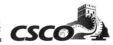

2. Wang J, Xu R, Li J, Shen L. Randomized multicenter phase Ⅲ study of a modified docetaxel and cisplatin plus fluorouracil regimen compared with cisplatin and fluorouracil as first-line therapy for advanced or locally recurrent gastric cancer.Gastric Cancer. Gastric Cancer, 2016, 19 (1): 234-244.

3. Lin Shen, Jin Li, Jianming Xu, et al. Bevacizumab plus capecitabine and cisplatin in Chinese patients with inoperable locally advanced or metastatic gastric or gastroesophageal junction cancer: randomized, double-blind, phase Ⅲ study (AVATAR study) Gastric Cancer, 2015, 18 (1): 168-176.

中国临床肿瘤学乳腺癌
年度研究进展

2014 年 9 月 ~2015 年 8 月

中国临床肿瘤协会青年专家委员会

编　　者:管晓翔[1]　殷咏梅[2]　俞晓立[3]　张国淳[4]　陆劲松[8]

顾　　问:徐兵河[5]　江泽飞[6]　胡夕春[7]　邵志敏[7]　吴一龙[4]

编者单位:1. 南京军区总医院;2. 江苏省人民医院;3 复旦大学附属肿瘤医院;4. 广东省人民
　　　　　医院;5. 中国医学科学院肿瘤医院;6. 军事医学科学院附属医院;7. 复旦大学附属
　　　　　肿瘤医院;8. 上海仁济医院

文献数据由北京大学第一医院图书馆和《中国医学论坛报》提供

前　　言

根据 WHO 最新统计数据,我国每年新发女性乳腺癌患者约 18 万人,位居女性恶性肿瘤发病率第二[1]。因此,乳腺癌的防治工作任务艰巨。过去一年中,国内学者在乳腺癌领域进行了众多研究,并取得了一些成就,为临床乳腺癌的综合治疗提供了依据。但是国内学者在乳腺癌领域研究中,临床研究(clinical trial)比例仍较低,仍然缺少高影响力的原创性研究。中国学者在乳腺癌研究领域需要更加重视高质量的临床研究,为国际乳腺癌精准治疗提供更高级别的临床证据。

由中国临床肿瘤学会(Chinese Society of Clinical Oncology,CSCO)青委会乳腺癌组负责,在北京大学第一医院图书馆和《中国医学论坛报》的协助下,梳理了我国临床肿瘤学 2014年 9 月 1 日至 2015 年 8 月 31 日乳腺癌年度进展,在 2015 年 CSCO 学术年会上进行了口头汇报并得到了来自各方的反馈。通过系统的总结,一方面有助于发现我国临床研究与国际临床研究的差距,另一方面也有助于促进国内不同研究机构之间交流学习,为多学科领域融合和交叉借鉴提供重要依据。

本报告由 CSCO 发布,CSCO 青委会和《中国医学论坛报》协助和支持。

第一部分　研究成果概要

(一) 文献检索标准及方法

由北京大学第一医院图书馆负责系统检索中国学者 2014 年 9 月至 2015 年 8 月发表的文献,数据库来源主要有 EMBASE、Web of Science、Pubmed、Gopubmed 和 Scopus 等。以

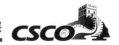

"(breast cancer［MeSH Terms］) AND ("2014/9/1"［Date - Publication］to "2015/8/31"［Date - Publication］) AND China［Affiliation］"作为检索词。同时,还查阅了乳腺癌领域重要的学术会议摘要:ASCO、WCLC、ESMO、CSCO。 选出临床和转化性研究(部分高影响力的基础研究未纳入),评估上述系统性检索的文献,根据文献分类及研究类型,筛选得出临床研究或转化性研究相关的文章。此外,结合CSCO青委会成员全体专家意见,并根据影响因子、文章被引用频次和对临床实践的影响,挑选文献。

汇总2014年9月1日至2015年8月31日所有中国大陆学者发表的、临床研究相关的肿瘤学文章共24 159篇,乳腺癌领域贡献4776篇,占总体20%,位居所有恶性肿瘤第一位。从图1中可以看出,中国学者发表的文章主要为基础研究及转化型研究,临床研究所占比例仅为8%,在临床研究中,内分泌治疗所占比例最高,约为24%,其次为化疗、手术及靶向治疗。

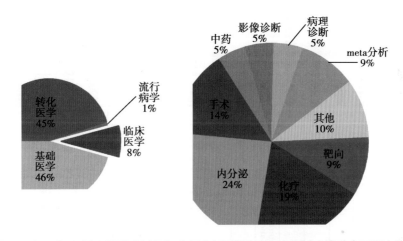

图1　2014年9月1日至2015年8月31日乳腺癌研究领域文章分布及所占比例

(二) 文章发表数量与杂志影响因子分析

分析国内发表乳腺癌文献量前20名的杂志及其影响因子(图2),中国研究者文章主要集中发表于影响因子小于5分的杂志,其中 *PLoS One* 和 *Tumor Biology* 发表文章数量最高。进一步分析乳腺癌领域主流的20种杂志及中国发表文章数目,见图3,高质量的杂志,如 *NEJM*、*Lancet*、*Science* 等,2014年我国乳腺癌文献还是空白,是今后需要努力的方向。由此提示,中国乳腺癌研究者在保证文章数量的同时,更需要重视研究深度,为国际乳腺癌研究进展提供更高级别的证据。此外,国内学者研究需要注重多学科合作,需要多开展临床多中心随机对照研究(clinical trial)。

(三) 作者及研究机构的文章发表数量排名

统计文章发表量最多的前30名作者见图4。数据的检索由北京大学第一医院图书馆提供,采用盲法进行筛查。

进一步汇总发表文章量最多的10个研究机构(图5),其中位居前3位的分别是复旦大学、中山大学、上海交通大学。同时,为了尽可能减少偏倚,还联系了各研究机构比较的年轻学者,让他们提供本机构近1年来所发表的重要文献。

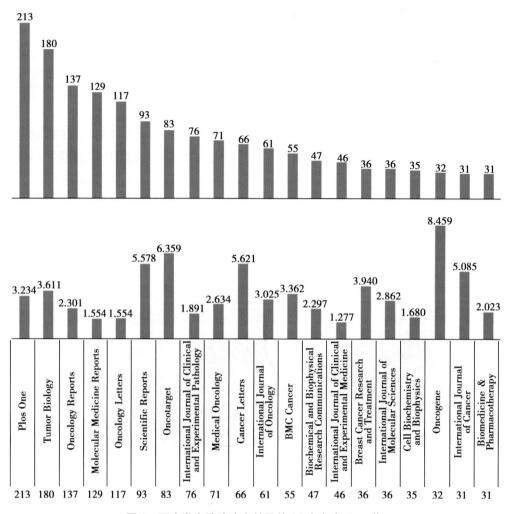

图 2　国内发表乳腺癌文献量前 20 名杂志 IF 一览

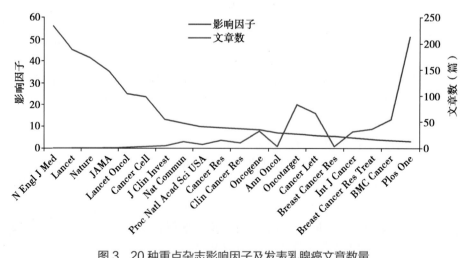

图 3　20 种重点杂志影响因子及发表乳腺癌文章数量

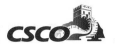

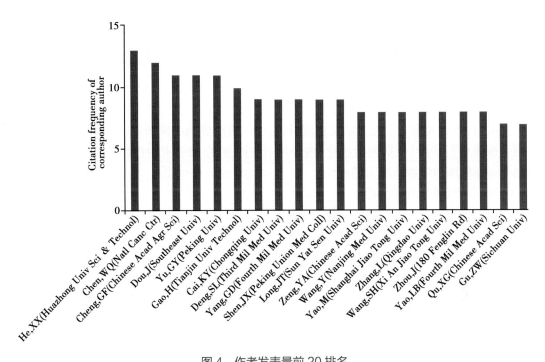

图 4　作者发表量前 20 排名

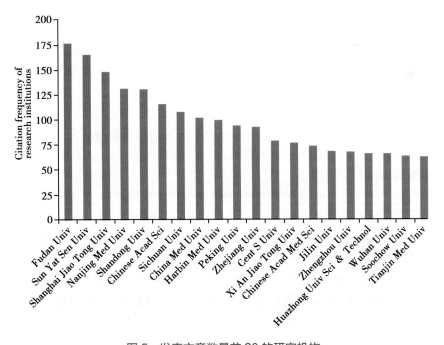

图 5　发表文章数量前 20 的研究机构

第二部分 主要研究进展

对所有入选的文章,综合分析以下三方面的指标来筛选年度重要研究进展:①文章发表杂志的影响因子和单篇文章的被引用频次;②文章是否被学科重要会议列入 oral presentation 或 poster discussion;③文章的证据级别(I 类证据:多中心随机对照研究,有可能改变全球或中国的临床实践;II 类证据:单中心随机对照研究或较高影响力的转化医学研究;III 类证据:提出值得探索和争议的新问题研究)。

同时,对所有入选文章进行系统梳理,可将中国乳腺癌的临床研究进行大致分类。着重介绍乳腺癌内科治疗(包括靶向治疗、内分泌、化疗)、放疗和手术治疗以及分子分型及疗效预测等方面的国内学者所取得的成绩。

(一)三阴性乳腺癌的化疗

复发转移性三阴性乳腺癌(mTNBC)患者的有效性治疗问题一直是临床上关注的焦点。这些患者在采用联合化疗方案时,选择铂类还是紫杉醇类药物更能延长患者生存期,减少毒副反应作用,一直是国际乳腺癌研究领域颇有争议的问题。上海复旦大学附属肿瘤医院胡夕春教授报告了 CBCSG006 试验结果,该试验在 mTNBC 患者中对顺铂 + 吉西他滨方案 vs. 紫杉醇 + 吉西他滨方案的非劣效性和可能的优势进行评估[2]。该研究项目将 240 名年龄分布在 18~70 岁,病程处于复发转移阶段且未行化疗的三阴性乳腺癌患者随机分成两组,一组为吉西他滨联合顺铂(简称顺铂组),第二组为吉西他滨联合紫杉醇(简称紫杉醇组)。顺铂组和紫杉醇组各入选患者 118 名,两组患者的病程阶段、用药剂量、给药时间等无统计学差异。研究表明,经过 8 个周期的给药治疗之后,研究组对顺铂组和紫杉醇组分别进行了 16.3 个月和 15.9 个月的随访之后发现,顺铂组的中位无进展生存期达到 7.73 个月,较紫杉醇组的 6.47 个月显著延长了 1.3 个月。在安全性方面,两个方案虽有差异,但并未观察到新的毒副作用。接受铂类药物治疗的患者较多出现恶心、呕吐、贫血、血小板减少等不同等级化疗副作用,接受紫杉醇治疗的患者同样也会较多出现脱发、神经毒性和骨骼肌肉酸痛等症状[2]。

该研究发表在 *Lancet Oncol*,研究成果具有里程碑式意义,是目前国内乳腺癌领域的一项原创性、高水平的临床医学研究,其研究成果具有现实的临床指导意义,对于 mTNBC 一线选择含铂类化疗方案提供了重要的临床依据。

(二)乳腺癌的内分泌治疗

乳腺癌内分泌治疗已经有百年的历史,但是内分泌治疗耐药后,尤其是芳香化酶抑制剂(AI)内分泌治疗后耐药的患者,目前国际上仍然缺乏标准治疗方案。基于 Global Confirm 研究的结果,氟维司群 500mg 相比于氟维司群 250mg 可以改善晚期乳腺癌患者的无进展生存(PFS)[3]。在其后续的随访中发现其可以显著延长总生存(OS)期 4 个月,结果均具有统计学意义,并且没有增加毒性反应[4]。因此,氟维司群 500mg 剂量已于欧洲等国家获得批准上市。在 2014 年 SABCS 上,中国学者解放军 307 医院江泽飞教授介绍了 China Confirm 研究,探索氟维司群 500mg 剂量对比 250mg 剂量在中国乳腺癌患者中的疗效和安全性[5]。这一项在中国开展的 III 期多中心双盲随机对照研究,将经内分泌治疗复发或进展的绝经后晚期乳腺癌患者按照随机 1:1 的比例分配到氟维司群 500mg 剂量组(111 例)或 250mg 剂量组(110 例),并根据既往是抗雌激素治疗或 AI 治疗进行分层,其中抗雌激素治疗进展患者的比例为

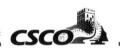

55%,AI 治疗后患者比例为 45%。患者特征比例基本与 Global Confirm 的结果保持一致。氟维司群 500mg 治疗组的 PFS 期为 8.0 个月,250mg 剂量组的 PFS 期为 4.0 个月,HR=0.75;且 500mg 剂量组较 250mg 剂量组在客观有效率(ORR)和临床获益率(CBR)上都有所改善,且并不增加不良事件的发生。更值得注意的是,在对经 AI 治疗组进行亚组分析时发现,在经 AI 治疗后复发转移患者亚组中,氟维司群 500mg 治疗组较 250mg 治疗组的 PFS 差异更为显著,可以延长 1 倍(5.8 个月 vs.2.9 个月),HR=0.65,提示这一研究不仅证实了氟维司群 500mg 较 250mg 有更高的有效性、较好的安全性,同时对于 AI 治疗失败的患者,500mg 治疗可能更为有效[5]。基于该项研究氟维司群 500mg 获得在中国绝经后晚期乳腺癌使用的适应证。

(三) 乳腺癌的内分泌联合靶向治疗

BOLERO-2 实验数据研究表明,在接受非甾体类芳香化酶抑制剂(NSAI)治疗的绝经后晚期乳腺癌患者(HR+/HER2-),联合使用 mTOR 抑制剂依维莫司 + 依西美坦,可显著延长这类人群的无进展生存期(PFS)[6]。然而,不同于西方国家,包括中国在内的亚洲,大多数晚期乳腺癌患者(50%~55%)发生于绝经前。而绝经前利用依维莫司联合内分泌治疗的方案没有被认可。此外,接受内分泌治疗联合依维莫司对绝经前乳腺癌的治疗可行性仍未明确。2015 年 ASCO 中国医学科学院肿瘤医院徐兵河教授报道——MIRACLE study(CBCSG016),一项来曲唑对比来曲唑联合依维莫司治疗他莫昔芬后戈舍瑞林治疗的复发或转移的激素受体阳性的绝经前乳腺癌的随机Ⅱ期研究[7]。入组 200 例绝经前 HR+/HER2- 对他莫昔芬耐药的晚期乳腺癌妇女(进展前在辅助治疗中用他莫昔芬治疗至少 6 个月后,辅助治疗结束后或在 24 个月内复发,或用他莫昔芬治疗期间病情进展)将接受戈舍瑞林进行治疗,根据患者内脏转移情况进行分组,随机以 1:1 比例分配到依维莫司联合来曲唑组或单独来曲唑组。治疗将持续进行直至病情恶化、出现不能接受的毒性发展、或同意停止服药。在来曲唑组,病情发展后,患者将接受依维莫司联合来曲唑治疗。主要终点是无进展生存期(PFS),次要终点是客观缓解率(ORR)、临床获益率(CBR)、总生存期(OS)及每个治疗组的安全性,目前该项研究正在进行中[7]。

(四) 乳腺癌靶向治疗

1. 新辅助治疗

由复旦大学肿瘤医院邵志敏教授发起的一项多中心、随机、开放的Ⅱ期临床研究(NCT01428414),旨在比较曲妥珠单抗联合两种不同化疗方案用于 HER2 阳性乳腺癌患者新辅助治疗的有效性和安全性[8]。全国共 13 家中心参与,共入组 100 例患者,入组标准包括:TNM 分期为Ⅱ~Ⅲ期,肿瘤大小≥3cm 且无远处转移病灶,未经治疗的乳腺癌患者,并满足 HER2 阳性(免疫组化法 ++ 和 FISH 法阳性,或者免疫组化法 +++)等。患者被随机 1:1 分配到治疗组一或治疗组二接受 4~6 周期(每 3 周为 1 个治疗周期)的新辅助治疗,治疗组一(PCH)为曲妥珠单抗(每周)、紫杉醇(每周)联合卡铂(每周);治疗组二(PEH)为曲妥珠单抗(每周)、紫杉醇(每周)合并表柔比星(每 3 周)。主要研究终点为病理完全缓解率(pCR),次要研究终点为两组临床缓解和安全性,同时回顾性研究两种新辅助方案的效果、预后与生物标记物的相关性。研究结果表明,PCH 组和 PEH 组的 pCR 分别为 39.1% 和 48.8%,两组并无显著性差异(P=0.365)。但是进一步的亚组分析发现,在激素受体阳性患者(Luminal B)中,PEH 组较 PCH 组 pCR 显著增高(55.0% vs. 24.0%,P=0.033);同样,对于 PIK3CA 突变的这部分患者,PEH 也较 PCH 表现出 pCR 显著优势(69.2% vs. 23.5%,*P*=0.012)[8]。该研究提示临床需要根据分子分型及基因突变状态选择合适的新辅助治疗方案。

2. mTNBC 靶向治疗

由复旦大学附属肿瘤医院的胡夕春教授牵头的一项多中心、前瞻性Ⅱ期临床研究,评价第二代口服小分子 TKI 阿帕替尼治疗剂量对晚期转移性三阴性乳腺癌(mTNBC)的疗效性和安全性[9]。研究分为两部分,Ⅱa 期入组 25 例既往接受过蒽环类或紫杉类药物治疗的患者,阿帕替尼治疗剂量为 750mg/d(每 4 周为一周期)。根据Ⅱa 期药物安全性、有效性及患者耐受性决定Ⅱb 期阿帕替尼治疗剂量为 500mg/d,Ⅱb 期共 59 例患者入组,评价终点为无进展生存期(PFS)。研究结果显示,最常见的 3~4 级不良反应包括血小板减少、白细胞减少、中性粒细胞减少、贫血、手足综合征、蛋白尿、高血压等。总缓解率和临床获益率分别为 10.7% 和 25%;中位 PFS 和 OS 分别为 3.3 个月和 10.6 个月。因此,阿帕替尼治疗难治性 TNBC 是有效的,并且推荐 500mg/d 作为Ⅲ期临床试验的药物剂量[9]。该研究提示阿帕替尼可能为多线治疗后进展的 mTNBC 的治疗选择。

(五) 外科领域

本年度中国乳腺癌临床研究外科进展主要集中在对乳腺癌腋窝淋巴结手术相关的领域。

1. 优化腋窝分期

目前乳腺癌腋窝淋巴结的分期仍然基于 UICC/AJCC 所制定的第 7 版 TNM 分期标准,即根据腋窝阳性淋巴结的数目来进行 pN 分期。然而,亦有不少研究结果指出,除阳性淋巴结数目以外,腋窝状态的其他指标也可能具有预测预后的价值。厦门大学附属第一医院一项基于中国人群乳腺癌患者的回顾性研究,探讨腋窝阴性淋巴结数目对患者预后的影响[10]。该研究纳入了 2515 例单个中心收治的接受腋窝清扫手术的乳腺癌患者,统计患者的 pN 分期,切除的淋巴结总数目,阴性淋巴结数目(NLNs),阳性淋巴结比例等指标,并进行了 DFS 与 OS 的生存分析,中位随访时间 64 个月。分析结果表明,pN 分期及 NLNs 对 DFS 与 OS 的预测能力优于其他的腋窝状态指标。NLNs>9 的患者,其预后显著优于 NLN≤9 患者[10]。该研究的结果提出了优化乳腺癌腋窝分期的新观点,值得更进一步的探索。

2. 腋窝淋巴回流反向示踪技术(axillary reverse mapping,ARM)

相对于乳腺癌筛查体系发达的国家,中国乳腺癌患者腋窝淋巴结阳性的患者所占比例仍然较高,腋窝清扫手术的比例相应增高。腋窝清扫手术在达到肿瘤根治的同时常常导致术后上肢淋巴回流障碍,引起上肢淋巴水肿,影响了患者的生活质量。而基于乳腺淋巴引流与上肢淋巴回流分属两个独立淋巴回流系统这一假说,腋窝淋巴回流反向示踪技术得到了开发。具体而言,通过在上肢皮下注射染料或核素对上肢淋巴回流系统进行示踪,以此标记腋窝中收纳上肢淋巴回流的淋巴结,将其与腋窝中收纳乳腺淋巴引流的淋巴结区别开来,并在腋窝清扫时予以保留,从而达到保护上肢淋巴回流系统,减少术后上肢发生淋巴水肿的几率。济南军区总医院的 Tao Y 等在中国乳腺癌患者中进行了一项 ARM 技术的改进及验证研究。该研究为一项单中心前瞻性随机对照研究,采用放射性核素与亚甲蓝上肢皮下注射双重示踪的方向进行 ARM。研究自 2012 年至 2014 年总共纳入 265 例行腋窝清扫的乳腺癌患者,其中随机至 ARM 组 138 例,随机至无 ARM 组 127 例,以术后上肢淋巴水肿发生率

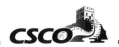

作为研究终点。研究结果显示，ARM 成功率为 94.38%。在中位随访 20 个月后，无 ARM 组的上肢淋巴水肿发生率为 33.1%，而 ARM 组仅为 5.93%，$P<0.001$ [11]。该研究结果首次在中国乳腺癌患者中对 ARM 技术进行了验证及改进，提高了 ARM 的成功率，并有效降低了接受腋窝清扫者术后淋巴水肿的发生率，值得进一步探索及推广。

（六）放射治疗

2015 年度中国乳腺癌临床研究放疗进展主要集中在对左侧乳腺癌术后辅助放疗的心脏和肺等正常脏器保护方面的研究。

汕头大学医学院肿瘤医院放疗科研究组研究了左侧局部晚期乳腺癌患者接受的不同放疗计划对放疗靶区的覆盖情况和周围关键正常组织，如心脏、肺等的剂量情况，发表在 Scientific Reports [12] 上。该研究对拟接受术后辅助放疗的改良根治术后的左侧乳腺癌患者采用三种不同的放疗计划设计，分别是 3D-CRT 野中野技术，5 野 IMRT 技术及 2 个部分弧容积弧形调强技术（2P-VMAT）。根据对 10 例患者的 3 个系列 30 个计划的比较，该研究发现，IMRT 及 VMAT 技术在 PTV 覆盖，放疗热点区域的大小及适形性方面相似，且此两种技术在 PTV 覆盖上明显优于 3D-CRT。IMRT 技术对于心脏和肺的辐射量明显小于 VMAT 技术[12]。该研究提示在实施左侧乳腺癌改良根治术后辅助放疗时，IMRT 技术在平衡靶区剂量覆盖和关键正常组织的放疗损伤方面优于 3D-CRT 及 VMAT 技术。

复旦大学附属肿瘤医院放疗中心乳腺组对左侧乳腺癌放疗后心脏亚结构的放疗剂量研究发表在 Medicine [13] 上。该研究利用正电子发射成像技术（positron emission tomography, PET）在治疗前对左侧乳腺癌患者的左心室进行显像，并与增强的定位 CT 进行融合，继而勾画出与心脏放疗损伤最相关的心脏亚结构，并比较 PET 显示的左心室和增强定位 CT 显示的左心室的体积差异性及三维适形放疗（3D-CRT）技术与调强放疗（IMRT）技术下心脏各亚结构接受放疗剂量的差异。该研究发现，与 3D-CRT 技术相比，IMRT 的靶区剂量覆盖更为充分，剂量均匀性更为优越，同时 IMRT 明显降低了心脏和左心室的最大放疗剂量，但是 IMRT 技术未能有效减少心脏和左心室接受高剂量区的体积。该研究采用计算心脏各关键点（POI）的生物剂量来比较和预测正常组织并发症发生率（NTCP）的大小，通过对一例病例关键层面的研究，说明在 3D-CRT、IMRT 的不同计划中，IMRT 能明显降低 LAD 及左心室前壁血管和心肌组织的生物剂量，从而可以外推出在 IMRT 计划中这些可能在治疗中接受高剂量的心脏组织发生 NTCP 的概率明显低于 3D-CRT[13]。该研究对于临床的指导意义在于对于内乳区复发风险较高的左侧乳腺癌患者，如考虑进行内乳区预防性放疗时，为了尽量降低心脏及其关键亚结构的放疗剂量，可采用 IMRT 技术。

（七）乳腺癌疗效预测和预后判断

乳腺癌的治疗已进入个体化治疗时代，评估预后和监测疗效成为临床所面临的重要问题，因此寻找精确的疗效预测和预后判断指标就非常必要。由浙江肿瘤医院郑亚兵课题组完成的一项前瞻性研究探究了循环 HER2 胞外域（ECD）预测转移性乳腺癌患者预后的作用[14]。该研究入组了 113 例 I~III 期和 207 例转移性乳腺癌患者。利用 ELISA 检测患者血清 HER2 ECD 水平，发现转移性乳腺癌及早期乳腺癌高 HER2 ECD 患者分别占 31.4%（$n=65$）和 0.9%（$n=1$）。同时，较高的 HER2 ECD 水平与 HER2 阳性（$P=0.017$）、CEA 异常（$P=0.000$）、CA125 升高（$P=0.000$）、CA153 升高（$P=0.000$）、LDH 升高（$P=0.000$）、AKP 异常（$P=0.002$）、肝转移（$P=0.005$）、脑转移（$P=0.003$）和内脏转移（$P=0.002$）显著相关，而与 BMI、年龄、肿瘤大小、淋巴结转移和激素受体状态($P>0.05$)没有显著相关性。然而,对于早期乳腺癌患者,HER2 ECD 与 HER2 状态、临床病理参数及肿瘤标志物并无显著相关性。因此,检测循环 HER2 ECD 水平可实时评估 HER2 的状态,高水平 HER2 ECD 与较差预后相关,可为临床转移性乳腺癌患者的治疗和预后提供重要信息[14]。

此外,解放军 307 医院江泽飞教授 2015 年 5 月在 _Cancer Research_ 上介绍了 CBCSG004 研究[15]。这是一项单中心、双盲、前瞻性研究,旨在探究循环肿瘤细胞(CTC)和血清 HER2 ECD 在 HER2 阳性晚期乳腺癌中的预测价值。研究共入组 88 例患者,其中 33% 患者 CTC$\geqslant$5,83% 患者血清 HER2 ECD$\geqslant$15ng/ml,30.7% 患者 CTC 和 ECD 同时增高,15.9% 患者两者均正常。CTC 和 HER2 ECD 均正常的患者较两者同时增高的患者 PFS 显著延长(9.0 个月 vs. 4.2 个月,P =0.065),提示 CTC 与 HER2 ECD 的联合检测对于 HER2 阳性晚期乳腺癌患者预后具有重要的预测价值[15]。

中国医学科学院肿瘤医院徐兵河教授介绍了利用 Thin-Prep 细胞学及 FISH 法评估乳腺癌细针穿刺标本的激素受体和 HER2 状态[16]。研究纳入 542 例原发性乳腺癌细针穿刺标本,均已接受激素受体(HRs)及 HER2 免疫细胞化学检测(HER2++ 进行 FISH 检测),同时用 Thin-Prep 法再次检测 HRs 和 HER2 状态。Thin-Prep 与普通检测方法在 HRs〔ER:一致率(concordance rate,CR)为 93.3%,Kappa 值 =0.85;PR:一致率为 88.6%,Kappa 值 =0.75〕及 HER2 上具有很好的匹配度(一致率为 80.0%,Kappa 值 =0.62),HER2 检测特异性可达 97.3%,但是敏感性仅 67.1%。因此,细针穿刺 Thin-Prep 检测可为那些难以获取组织标本的患者提供新的取材和检测手段,但是仅仅在 HRs 上有较好的应用,对于 HER2 还需依赖 FISH 技术[16]。

TNBC 基因分型分为 6 种亚型,其中 luminal AR 受体阳性亚型对化疗不敏感,肿瘤侵袭能力差,进展缓慢。基于 The Cancer Genome Atlas(TCGA)data 数据分析发现 AR 表达与 TNBC 患者 DFS 延长显著相关[17],提示雄激素受体拮抗剂有可能成为三阴性乳腺癌的新型靶向治疗药物,仍然需要进一步扩大样本量及相关分子标志物研究的验证,以确定 AR 表达是否可作为 TNBC 预后指标。

第三部分 总 结

综上所述,2015 年度中国学者在乳腺癌领域进展仍然关注临床热点问题,如:三阴性乳腺癌最佳的化疗方案选择及其靶向治疗,乳腺癌内分泌治疗耐药及其逆转问题。转化医学方面主要集中在:疗效预测和预后判断的标志物相关研究等。

但是国内学者在乳腺癌领域研究中,临床研究比例仍较低,仍然缺少高影响力的原创性研究。仍然缺少高质量的原创性研究和随机对照的多中心临床研究。我们需要牵头及加入高级别的国际多中心的临床研究;另一方面,各研究单位之间紧密合作,建立共享的临床患者资料库和随访数据库及科研平台。中国学者在乳腺癌研究领域需要更加重视高质量的临床研究,为国际乳腺癌精准治疗提供更高级别的临床证据(表 1 和表 2)。

致 谢

感谢北京大学第一医院图书馆和《中国医学论坛报》为本文提供系统的数据检索!
感谢 CSCO 青年委员会乳腺癌组所有成员的共同努力!

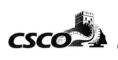

表 1　乳腺癌领域重要进展（major advances）

作者	研究机构	研究概要	出版刊物	影响因子	对临床实践的意义	证据级别
胡夕春[2]	复旦大学肿瘤医院	mTNBC 化疗方案的研究	Lancet Oncology	24.69	铂类可作为 mTNBC 一线方案	I 级，多中心 RCT

表 2　乳腺癌领域值得关注进展（notable advances）

作者	研究机构	研究概要	出版刊物	影响因子	对临床实践的意义	证据级别
江泽飞[5]	解放军 307 医院	对比氟维司群 500mg 和 250mg 剂量在中国乳腺癌患者中的疗效和安全性	Cancer Res,	9.33	中国新增氟维司群 500mg 激素受体阳性 MBC 的适应证	III 期多中心 RCT
徐兵河[7]	中国医学科学院肿瘤医院	依维莫司治疗复发或转移性 HRs 阳性绝经前乳腺癌	J Clin Oncol	18.43	未得到最终临床结果	II 期多中心 RCT
邵志敏[8]	复旦大学附属肿瘤医院	曲妥珠单抗联合两种不同化疗方案用于 II~III 期 HER2 阳性乳腺癌新辅助治疗	Oncotarget	6.36	表柔比星与卡铂 pCR 无差异，但前者在 luminal-B 型及 PIK3CA 突变型乳腺癌中优势明显	II 期多中心 RCT
胡夕春[9]	复旦大学附属肿瘤医院	阿帕替尼治疗 mTNBC	Int J Cancer	5.09	推荐阿帕替尼 500mg/d 作为 III 期临床试验的药物剂量	II 期多中心
郑亚兵[14]	浙江省肿瘤医院	循环 HER2 胞外域（ECD）预测转移性乳腺癌患者预后	J Clin Oncol	18.43	循环 HER2 ECD 可作为转移性乳腺癌预后指标	前瞻性
江泽飞[15]	解放军 307 医院	循环肿瘤细胞（CTC）和血清 HER2 ECD 在 HER2 阳性晚期乳腺癌中的预测价值	Cancer Res	9.33	CTC 与 HER2 ECD 的联合检测可作为 HER2 阳性转移性乳腺癌预后指标	单中心、双盲、前瞻性

续表

作者	研究机构	研究概要	出版刊物	影响因子	对临床实践的意义	证据级别
Ma C, Li D[12]	汕头大学医学院肿瘤医院放疗科	左侧局部晚期乳腺癌患者接受的不同放疗计划对放疗靶区的覆盖情况和周围关键正常组织	Scientific Reports	5.58	实施左侧乳腺癌改良根治术后辅助放疗时，IMRT技术在平衡靶区剂量覆盖和关键正常组织的放疗损伤方面优于3D-CRT及VMAT技术	Ⅲ级，前瞻性非对照，提出探索问题
Zhang L, Yu X[13]	复旦大学附属肿瘤医院放疗中心	比较PET显示的左心室和增强定位CT显示的左心室的体积差异性及三维适形放疗(3D-CRT)技术与调强放疗(IMRT)技术下心脏各亚结构接受放疗剂量的差异	Medicine	5.72	对于内乳区复发风险较高的左侧乳腺癌患者，如考虑进行内乳区预防性放疗时，为了尽量降低心脏及其关键亚结构的放疗剂量，可采用IMRT技术	Ⅲ级，前瞻性非对照，提出探索问题
Yue T[11]	济南军区总医院	采用腋窝淋巴结反向示踪技术减少腋窝清扫所致上肢术肿发生率的评价	Clinical Breast Cancer	2.11	在中国人群中通过前瞻性研究的设计证实了腋窝淋巴结反向示踪技术的有效性及安全性	Ⅲ级，前瞻性单中心随机对照研究，探索新技术
Li C[18]	第三军医大学西南医院	采用钆增强剂MRI引导下乳腺癌腋窝前哨淋巴结活检技术的验证	BMC CANCER	3.36	提出了一种可行有助于降低假阴性率的前哨淋巴结示踪新方法	Ⅲ级，前瞻性非对照，探索新技术

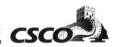
参 考 文 献

1. World Health Organization.Cancer country profiles 2014-China.（Jan 4th,2016,data last accessed）[2016-02-06] http://www.who.int/cancer/country-profiles/chn_en.pdf?ua=1.

2. Hu XC,Zhang J,Xu BH et al. Cisplatin plus gemcitabine versus paclitaxel plus gemcitabine as first-line therapy for metastatic triple-negative breast cancer（CBCSG006）:a randomised,open-label,multicentre,phase 3 trial. Lancet Oncol,2015,16(4):436-446.

3. Di Leo A,Jerusalem G,Petruzelka L,et al. Results of the CONFIRM phase Ⅲ trial comparing fulvestrant 250mg with fulvestrant 500mg in postmenopausal women with estrogen receptor-positive advanced breast cancer. J Clin Oncol,2010,28:4594-4600.

4. Di Leo A,Jerusalem G,Petruzelka L,et al. Final overall survival:fulvestrant 500mg vs 250mg in the randomized CONFIRM trial. J Natl Cancer Inst,2014,106(1):djt337.

5. Jiang Z,Zhang Q,Shao Z et al. Abstract P1-13-07:A phase Ⅲ study of fulvestrant 500mg versus 250mg in postmenopausal Chinese women with advanced breast cancer and disease progression following failure on prior antiestrogen or aromatase inhibitor therapy:Supporting superior clinical benefit for the. Cancer Research,2015, 75:P1-13-07-P11-13-07.

6. Baselga J,Campone M,Piccart M et al. Everolimus in postmenopausal hormone-receptor-positive advanced breast cancer. N Engl J Med,2012,366:520-529.

7. Xu B,Liu D,Lu J et al. MIRACLE study（CBCSG016）:A randomized phase Ⅱ study of letrozole versus letrozole plus everolimus for hormone receptor positive premenopausal women with recurrent or metastatic breast cancer on goserelin treatment after progession on tamoxifen. In ASCO Annual Meeting Proceedings,. 2015,TPS623.

8. Huang L,Chen S,Yang W et al. Efficacy and safety analysis of trastuzumab and paclitaxel based regimen plus carboplatin or epirubicin as neoadjuvant therapy for clinical stage Ⅱ-Ⅲ,HER2-positive breast cancer patients:a phase 2,open-label,multicenter,randomized trial. Oncotarget,2015,6:18683-18692.

9. Hu X,Zhang J,Xu B et al. Multicenter phase Ⅱ study of apatinib,a novel VEGFR inhibitor in heavily pretreated patients with metastatic triple-negative breast cancer. Int J Cancer,2014,135:1961-1969.

10. Wu SG,Wang Y,Zhou J et al. Number of negative lymph nodes should be considered for incorporation into staging for breast cancer. Am J Cancer Res,2015,5:844-853.

11. Yue T,Zhuang D,Zhou P et al. A Prospective Study to Assess the Feasibility of Axillary Reverse Mapping and Evaluate Its Effect on Preventing Lymphedema in Breast Cancer Patients. Clin Breast Cancer,2015,15:301-306.

12. Ma C,Zhang W,Lu J et al. Dosimetric Comparison and Evaluation of Three Radiotherapy Techniques for Use after Modified Radical Mastectomy for Locally Advanced Left-sided Breast Cancer. Sci Rep,2015,5:12274.

13. Zhang L,Mei X,Chen X et al. Estimating cardiac substructures exposure from diverse radiotherapy techniques in treating left-sided breast cancer. Medicine（Baltimore）,2015,94:e847.

14. Zheng YB,Shao XY,Wang XJ et al. Prognostic impact of circulating HER2 extracellular domain（ECD）in women with metastatic breast cancer. Journal of Clinical Oncology,2015,33.

15. Jiang Z,Zhou J,Wang T et al. Abstract P4-01-19:The combined detection of CTC and serum HER2 ECD predict PFS for HER2-positive advanced breast cancer patients. Cancer Research,2015,75:P4-01-19-P04-01-19.

16. Zhang Z,Yuan P,Guo H et al. Assessment of Hormone Receptor and Human Epidermal Growth Factor Receptor 2 Status in Breast Carcinoma Using Thin-Prep Cytology Fine Needle Aspiration Cytology FISH Experience From China. Medicine（Baltimore）,2015,94:e981.

17. Wang YR, Yang F, Wang YC et al. Prognostic role of androgen receptor expression in triple-negative breast cancer. Journal of Clinical Oncology, 2015, 33.

18. Li C, Meng S, Yang X, et al. Sentinel lymph node detection using magnetic resonance lymphography with conventional gadolinium contrast agent in breast cancer: a preliminary clinical study. BMC Cancer, 2015, 15: 213.

中国临床肿瘤学食管癌
年度研究进展

2014 年 9 月 ~2015 年 9 月

中国临床肿瘤协会青年专家委员会

编　　者:杨　弘[1,2]　刘志刚[3]　郑　燕[4]

顾　　问:戎铁华[1,2]　傅剑华[1,2]

编者单位:1. 中山大学肿瘤防治中心;2. 广东省食管癌研究所;3. 湖南省肿瘤医院,中南大学
　　　　　湘雅医学院附属肿瘤医院;4. 郑州大学附属肿瘤医院,河南省肿瘤医院

文献数据由北京大学第一医院图书馆和《中国医学论坛报》提供

前　言

　　我国是食管癌大国,从 2015 年公布的数据来看,我国每年新发食管癌患者约 20 多万人,占全球一半以上病例数。食管癌存在明显的地域性分布,类似的临床研究在不同国家和地区结果并不一致。西方国家指南对于我国并不完全适用,而我国临床研究相对滞后。过去一年中,我国食管癌领域的多中心随机对照临床研究逐步启动,相信对我国乃至世界食管癌诊疗带来新的曙光。

　　由中国临床肿瘤协会(Chinese Society of Clinical Oncology,CSCO)青委会食管癌组负责,在《中国医学论坛报》和北京大学第一医院图书馆的协助下,梳理了我国临床肿瘤学食管癌年度进展,并在 2015 年 CSCO 学术年会上进行了口头汇报。系统的总结,一方面有助于发现我国临床研究与国际研究的差距,另一方面也有助于促进国内不同研究机构之间取长补短,为多学科领域融合和交叉借鉴提供重要依据。

第一部分　研　究　方　法

　　(一) 系统性检索中国 2014 年 9 月至 2015 年 8 月发表的文献

　　由北京大学第一医院图书馆负责系统检索,数据库来源主要有 EMBASE、Web of Science、Pubmed、Gopubmed 和 Scopus 等。以 "(lung cancer[MeSH Terms]) AND ("2014/9/1"[Date - Publication]to "2015/8/31"[Date - Publication]) AND China[Affiliation]" 作为检索词。同时,还查阅了食管癌领域重要的学术会议摘要:ASCO,WCLC,ESMO,CSCO。

　　(二) 选出临床和转化性研究(部分高影响力的基础研究未纳入)

　　评估上述系统性检索的文献,根据文献分类及研究类型,筛选得出临床研究或转化性研

究相关的文章。此外,收集青委会成员意见,根据他们平时对文献的解读和理解,推出他们认为最重要的文献,进行整合。

(三)参考影响因子、文章被引用频次和对临床实践的影响挑选文献

结合文章在 Scopus 记录的引用频次和所在杂志的影响因子挑选重要文献。同时逐一阅览,评估其对临床实践的影响。

(四)分析各研究机构主要的研究方向

将目前主要的食管癌临床研究热点进行系统分类,结合各研究机构发表文章的类型,拟梳理各研究机构的主要研究方向。总结、比较其中的异同之处,为各研究机构之间相互借鉴学习提供参考依据。

第二部分　研究成果概要

汇总 2014 年 9 月 1 日至 2015 年 8 月 31 日所有中国学者发表的、临床研究相关的肿瘤学文章共 24 159 篇,食管癌领域贡献 739 篇,占总体的 3%,仅多于黑色素瘤。

(一)文章发表数量与杂志影响因子分析

分析国内发表食管癌文献量前 20 名的杂志及其影响因子,如图 1 所示,中国研

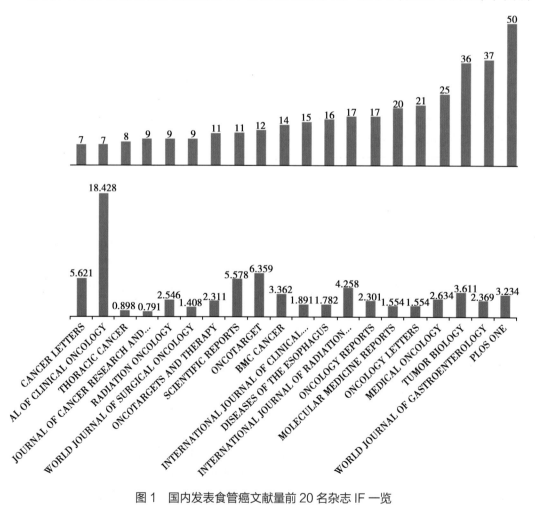

图 1　国内发表食管癌文献量前 20 名杂志 IF 一览

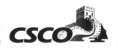

究者文章主要集中发表于影响因子小于 4 分的杂志,其中 *PloS One* 和 *World Journal of Gastroenterology* 发表文章数量最高。进一步分析食管癌领域主流的 20 种杂志及中国发表文章数目,如图 2,高质量的杂志,如 *NEJM*、*Lancet*、*Science* 等,去年我国食管癌文献还是空白,是今后需要努力的方向。由此提示,中国食管癌研究者在保证文章数量的同时,更需要重视研究深度,为国际食管癌研究进展提供更高级别的证据。

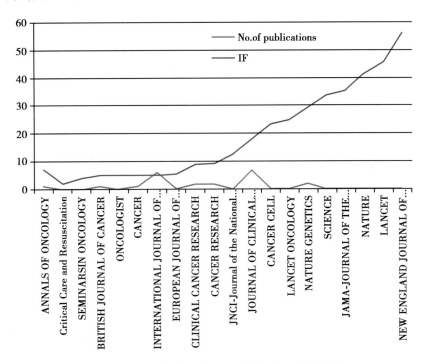

图2　20 种重点杂志影响因子及发表食管癌文章数量

(二) 研究机构的文章发表数量排名

进一步汇总发表文章量最多的 10 个研究机构,如图 3 所示,其中位居前 3 位的分别是郑州大学、中山大学、山东大学。这一排名结果与我们平时的认知,及其上面的作者排名可互为参考。同时,为了尽可能减少偏倚,还联系了各研究机构比较的年轻学者,让他们提供本机构近 1 年来所发表的重要文献。

第三部分　主要研究进展

对所有入选的文章,综合分析以下三方面的指标来筛选年度重要研究进展:①文章发表杂志的影响因子和单篇文章的被引用频次;②文章是否被学科重要会议列入 oral presentation 或 poster discussion;③文章的证据级别(Ⅰ类证据:多中心随机对照研究,有可能改变全球或中国的临床实践;Ⅱ类证据:单中心随机对照研究或较高影响力的转化医学研究;Ⅲ类证据:提出值得探索和争议的新问题研究)。

随着近十年我国对循证医学知识的吸收掌握,以及在临床研究、分子生物学研究方面的水平提高与长期积累,我国学者在食管癌研究方面开始收获自己的成果,受到国内外同行的认可,尤其在早期筛查、外科、新辅助放化疗、放疗技术、分子生物学方面取得有望提高食管

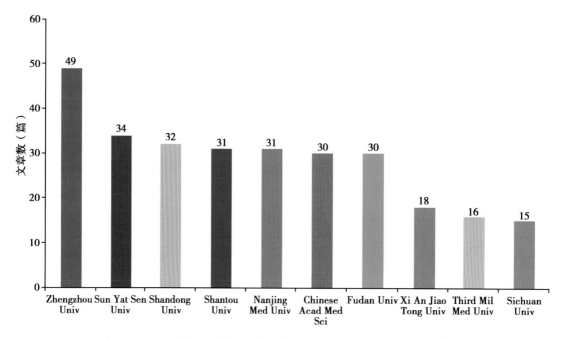

图 3　发表文章数量前 10 位的研究机构

癌预后的成绩,本文拟对中国食管癌近年的研究进展作一介绍。

(一)食管癌早期筛查

目前针对食管癌尤其是食管鳞癌,尚无全球性的早期筛查建议或指南。早期食管癌的治疗手段十分丰富有效,5 年生存率高于 90%,但临床上大部分食管癌患者就诊时已到中晚期,整体 5 年生存率低于 50%。因此二级预防,早期发现对于提高我国食管癌患者的预后与生活质量意义重大。中科院肿瘤医院乔友林等[1]的研究通过流行病学调查分析,评估了是否可通过染色内镜筛查和早期干预来降低食管癌的发生率和死亡率,临床意义十分重大。

该研究设计严谨,选取位于食管癌高发区的河北省磁县居民进行内镜下筛查,以 40~69 岁的居民作为研究对象,在地理上选取磁县靠北边的 14 个村落作为干预组,由有经验的医生进行内镜下卢戈液染色筛查,对诊断的不典型增生、食管癌患者进行规范治疗;另外选取南边的 10 个村落作为对照组,干预组和对照组之间有 16 个村落间隔,组成地理上的缓冲区,以减少人群交互流动对研究结论的影响,所有的干预组人群和 1/10 的对照组人群完成了调查问卷,主要研究终点是比较两组间食管癌的累积发病率和死亡率。

研究结果显示,符合入组要求的干预组人群共 6827 人,该研究于半年内完成对其中 3319 位(48.62%)志愿者进行一次染色内镜下筛查,对发现的食管癌进行干预治疗;对照组人群共 6200 人,其中 797 位志愿者接受了访谈。干预组和对照组人群在绝大部分基线临床病理特征,如性别、体质指数、家庭成员人数、饮用水源、吸烟、饮酒和消化系统病史等方面无显著性差异,在收入水平与家族肿瘤病史方面,干预组似乎有更高危的趋势。在随后 10 年的跟踪随访中,一共有 652 人发生食管癌,542 人死于食管癌。与对照组相比,干预组人群累积死亡率明显下降(3.35% vs. 5.05%,$P<0.001$)。并且,干预组食管癌的发病率显著低于对照组(4.17% vs. 5.92%,$P<0.001$)。

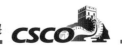

该流行病学研究在国际上首次证明食管癌高发区染色内镜筛查可以降低食管发病率与病死率,受到国内外学者的广泛关注,发表在国际权威的 *J Clin Oncol* 杂志。通过一次的染色内镜,可以发现食管上皮不典型增生与食管癌,及时干预治疗,从而在总体上降低高发区人群的食管癌发病率与病死率。乔友林教授的团队长期以来专注于食管癌流行病学调查研究,这是他们取得的令人瞩目的阶段性成果。这一成果有利于进一步推动我国的食管癌防治事业,有利于政府制定更有效的食管癌防治策略,合理高效地调配社会资源,提高我国食管癌的早诊率,减低食管癌高发区的发病率。

（二）外科

1. 区域淋巴结清扫

手术是食管癌的主要治疗手段,Ⅱ~Ⅲ期的患者约占 55.8%~78.6%。大部分患者出现区域淋巴结转移。近年来,同行们越来越重视区域淋巴结的彻底清扫,推崇现代胸腹二野淋巴结清扫,尤其是对上纵隔淋巴结的清扫,不仅有利于实现准确分期,而且有利于取得根治性切除。手术主流方式逐渐由经左胸入路的 Sweet 手术转变为经右胸入路的 McKeown 手术或 Ivor Lewis 手术,手术中尤其重视对两侧喉返神经旁、隆突下、膈上、贲门旁、胃左动脉旁淋巴结的清扫,更加强调淋巴结软组织的完整切除与对重要解剖结构的骨骼化显露。

中科院肿瘤医院毛友生等[2]的回顾性研究对比了食管癌左胸手术与右胸手术对区域淋巴结清扫的情况,入组了 559 例食管癌患者,其中 282 例行左胸手术,277 例行右胸手术,结果显示,虽然左胸组与右胸组的淋巴结个数无明显差别(23.4 vs. 24.6),但右胸组的胸腔淋巴结转移率明显高于左胸组(53.2% vs. 48.9%),包括赫捷院士等研究者认为食管癌经右胸手术在淋巴结清扫方面明显优于左胸手术,尤其在喉返神经旁淋巴结的清扫方面意义重大,应大力提倡经右胸手术。

复旦大学肿瘤医院陈海泉等[3]开展了前瞻性随机对照研究对比食管癌左胸手术与右胸手术对区域淋巴结清扫的情况,入组了 300 例食管癌患者,其中 150 例行 Ivor Lewis 右胸手术,150 例行 Sweet 左胸手术,其近期结果显示,右胸组的清扫淋巴结个数高于左胸组(22 vs. 18,$P<0.001$),尤其对于上纵隔淋巴结转移率,右胸组明显高于左胸组(18% vs. 5%,$P=0.005$),该研究是国际上第一个随机对照研究证明了右胸手术在淋巴结清扫方面的优势。

右胸手术对于上纵隔淋巴结的清扫关键在于喉返神经淋巴结,这是当前国际食管外科的焦点与难点。食管癌患者当中,喉返神经旁淋巴结转移的发生率高达 30%,未清扫喉返神经旁淋巴结患者的 5 年生存率仅为 22.8%,而行包括喉返神经旁淋巴结在内的胸腹二野淋巴结清扫术患者的 5 年生存率可提升为 47.6%[4]。然而,清扫喉返神经旁淋巴结的困难在于喉返神经损伤的发生率升高,可达 20%~30%。喉返神经损伤可导致患者术后排痰困难,增加术后并发症的发生率,增加治疗费用,严重甚至危及生命。所以,喉返神经保护是目前食管癌外科十分重视的问题,不同学者也做了很多努力,但效果不尽如人意,目前的 CT、食管超声内镜、PET/CT 等技术对喉返神经旁淋巴结转移的诊断作用不尽如人意,无法在术前诊断该部位淋巴结有无转移,难以实现选择性清扫。

中山大学肿瘤医院杨弘等[5]开展了术中超声诊断食管癌胸部喉返神经旁淋巴结的研究,前瞻性入组 40 例胸部食管鳞癌患者,术中采用现代胸腹二野淋巴结清扫。在清扫胸部喉返神经旁淋巴结前,由超声科医师行术中超声检查,分别扫描胸部左、右喉返神经旁软组织,并判断淋巴结是否转移。超声检查结束后,再行手术常规清扫双侧喉返神经旁淋巴结,由术后病理检查确定淋巴结是否转移。术后病理结果显示,40 例患者中,12 例(30%)存在喉返神经旁淋巴结转移。术中超声对于右侧喉返神经旁淋巴结的诊断,敏感性为 87.5%(7/8),特异性为 65.6%(21/32),阳性预测值为 38.9%(7/18),阴性预测值为 95.4%(21/22)。术中超声在判断左侧喉返神经旁淋巴结是否转移方面,敏感性为 100%(7/7),特异性为 78.8%(26/33),阳性预测值为 50%(7/14),阴性预测值为 100%(26/26)。过程中未发生相关并发症。该初步研究表明,术中超声诊断食管癌胸部喉返神经旁淋巴结是否转移,是一种安全,可行的方法,有待进一步扩大样本量,以评价其诊断效能与对临床治疗模式的影响。该研究结合超声技术对淋巴结诊断的高准确率,与术中超声探头可避开肺部气体干扰,直接触及胸部喉返神经区域软组织的优势。有望进一步提高对胸部喉返神经淋巴结诊断的准确率,从而为选择性喉返神经旁淋巴结清扫奠定基础,以降低喉返神经损伤的发生率,减少术后并发症,利于患者康复。

2. 食管癌腔镜手术(minimally invasive esophagectomy,MIE)

近几年来,肿瘤外科领域内有两个观念受到逐步推广,区域淋巴结清扫观念与微创腔镜外科的观念。区域淋巴结清扫地位的确立得益于循证医学证据的支持与肿瘤专科医生的认可,微创腔镜外科观念的普及则得益于腔镜器械科技的发展与腔镜脏器切除技术的提高。1992 年,Cuschieri 首次报道了应用胸腔镜行食管癌切除术。近十年,腔镜外科在中国食管癌治疗的应用有了快速的发展,其可行性逐步受到国内同行的认可,而且中国同行一直坚持追求在保证区域淋巴结彻底清扫的前提下完成腔镜手术。

中科院肿瘤医院毛友生等[6]的配对研究对比了学习曲线过程中的 MIE 与右开胸手术的对比,共入组了 129 对患者,结果显示 MIE 组的清扫淋巴结个数少于开胸组(12.1 vs. 16.2,$P<0.001$),清扫淋巴结站数也少于开胸组(3.2 vs. 3.6,$P=0.038$)。MIE 组清扫的左喉返神经旁淋巴结也少于开胸组(2.0 vs. 3.7,$P=0.012$),两组清扫的右喉返神经旁淋巴结个数无差异(2.9 vs. 3.4,$P=0.231$),该研究提示,在 MIE 的学习阶段,对左喉返神经旁淋巴结的清扫存在困难,最好选择较早期的食管癌患者开展 MIE。中山大学肿瘤医院傅剑华等[7]开展了 MIE 对比右开胸手术的倾向性配对研究,入组了 170 对患者,结果显示 MIE 和右开胸组在清扫淋巴结个数没有差异(21 vs. 20,$P=0.33$),患者的 3 年无瘤生存率没有差异(63.9% vs. 61.8%,$P=0.96$),3 年总生存也没有差异(67.9% vs. 69.5%,$P=0.86$),两组在二次手术、吻合口瘘、吻合口狭窄、围术期死亡的发生率方面没有差异,MIE 比较开胸手术,在肺部感染方面优势明显(12.3% vs. 19.4%,$P=0.046$),提示 MIE 手术减少了对患者胸腹壁的创伤,减少疼痛,有利于患者术后咳嗽排痰,减少肺部感染的发生。

3. 快速康复外科(fast track surgery,FTS)

近年来,欧美的一些国家极力推广快速康复外科理念,患者住院时间明显缩短,术后康复显著加速,使得许多疾病的临床治疗模式发生了很大的变化。FTS 是指在术前、术中及术后应用各种已证实有效的方法减少患者手术应激及并发症、加速术后康复、缩短住院时间和降低住院治疗总费用的一组综合措施。河南省肿瘤医院李印等一直专注于食管癌术后 FTS 的研究,不但将术前教育、术中微创、术后止痛、鼓励患者早期下床活动等常规手段系统化、标准化,而且在国内首先探索食管癌微创术后不放胃管不禁食的研究。他们开展了国际上第一个前瞻性随机对照研究[8],对比食管癌术后早期进食与常规晚期进食,已入组了 148 例

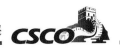

食管癌患者,其中早期进食组 72 例,晚期进食组 76 例,两组患者均接受微创手术治疗,胃食管吻合口均采用手术双层嵌入式吻合方法,早期进食组术后不留置胃管,术后第 1 天开始进食,晚期进食组术后常规留置胃管及肠内营养管,术后第 7 天开始进食。初步结果显示,早期进食组与晚期进食组的吻合口发生率差异没有统计学意义(2.8% vs. 1.3%,P=0.612),两组术后并发症发生率无显性著差异(22.2% vs. 25.0%,P=0.691),早期进食组在术后排气时间、术后住院时间均短于晚期进食组(2.7 vs. 4.5,P<0.001;7.6 vs. 11.7,P<0.001),其最终结果令人期待。

(三) 综合治疗

在我国,单纯手术是治疗局部晚期食管癌患者的预后不尽如人意,IIa~III 期的食管鳞癌单纯手术切除治疗的 5 年生存率仅为 20.64%~34.00%,多数患者在手术后 3 年内出现转移或局部复发。中晚期食管癌单纯手术的不良预后促使医生们探索在治疗方案中加入放疗、化疗或放化疗,但从目前的研究结果显示,术后化疗或术后放疗均未能提高食管癌患者的预后,术前放疗亦无足够的证据证明其有效;而术前放化疗和术前化疗,尤其是前者有望提高食管癌患者的预后。目前,两种治疗模式在临床上都有应用。

新辅助放化疗

目前美国 NCCN 指引,针对局部晚期食管腺癌,因为 CROSS 研究而首选推荐术前放化疗,而对于局部晚期鳞癌,同时推荐术前放化疗与单纯手术,主要就是因为缺乏鳞癌新辅助治疗高级别的循证医学证据。中山大学附属肿瘤医院刘思亮等[9]的回顾性配对研究对比了不同化疗方案术前放化疗治疗食管癌的疗效,共入组 114 例患者,长春瑞滨联合顺铂(NP)组 57 例,5-FU 联合顺铂(FP)组 57 例,NP 组的完全病理缓解率高于 FP 组(47.4% vs. 28.1%,P=0.034),NP 组的 3 年生存率也高于 FP 组(64.3% vs. 31.3%,P=0.001)。

然而,术前放化疗对于治疗中心的诊疗水平要求很高,需要具备治疗前评估、放疗、外科、营养、重症监护、病理等高水平平台,并且要求各部门密切合作,学习曲线较长,难以在短时间内迅速推广。而且术前放化疗难以用于边缘性可切除或难以 R0 切除的局部晚期食管癌,如肿瘤可能外侵或广泛多区域淋巴结转移,主要原因包括:可能需全纵隔 + 腹野照射,放射野过大,患者难以耐受;患者可能因严重吞咽困难,营养状况差,KPS 评分低于 90;如果患者完成术前放化疗后仍难以 R0 切除,会对随后的根治性放化疗带来技术上的困难。

(四) 放疗

1. 食管癌放疗适应证及靶区勾画

颈段食管癌的发生率较低,仅为 1/10 万。因此,关于颈段食管癌疗效的报道较少且病例数目有限,治疗模式还存在一定的争议。近年来,随着 3DCRT/IMRT/VMAT 等精确放疗技术的普及应用,食管癌的疗效较常规放疗明显提高,但精确放疗技术对于颈段食管癌是否带来获益尚不明确。在现代放疗条件下,根治性放疗对颈段食管癌究竟可以扮演怎样的角色? 医科院肿瘤医院罗京伟教授团队对 115 例颈段食管癌患者进行了回顾性分析[10]。80 例患者接受单纯放疗,35 例接受顺铂同步放化疗。中位随访时间为 17.1 个月。患者 2 年局部无失败生存(LFFS),区域无失败生存(RFFS),远处无转移生存率和总生存(OS)率分别为 68.3%、83.3%、75.7% 和 47.6%,提出根治性放疗提供了一个令人满意的局部控制率,并有助于颈段食管癌患者的器官保存。中山大学附属肿瘤医院报道了颈段食管鳞癌采用

3DCRT/IMRT 技术的疗效[11]。该研究回顾性分析 2002—2013 年期间共 102 例颈段食管癌的放疗疗效。所有患者均接受铂类为基础的同期化疗,放射剂量为 50~70Gy。结果显示,3 年 OS、PFS、LRFFS 分别为 39.3%、33.6%、35.3%。随访期间,分别有 32、26、41 例患者出现局部复发、区域复发和远处转移。可见,远处转移是颈段食管癌最常见的失败模式。进一步的多因素分析显示,性别和声嘶是 OS 和 PFS 的独立预后因素。其中声嘶还是 LRFFS 的独立预后因素。

食管癌术后辅助放疗的适应证和靶区也存在一定的争议。随着食管癌现代二野淋巴结清扫淋巴结术式的推广,食管癌术后局部复发的发生率明显降低,但由于该术式学习曲线较长,且学习过程中必然面临术后并发症发生率有所增加的困难,该术式在全国各地各级医院开展的程度差别较大,对于未行彻底区域淋巴结清扫的局部晚期食管癌患者,术后辅助放疗十分必要。既往研究发现存在阳性淋巴结的食管癌术后放疗可以降低局部复发率,但是对于术后放疗靶区应该包括哪些范围没有统一的认识。医科院肿瘤医院肖泽芬教授团队研究发现术后放疗可减少局部复发和改善淋巴结阳性或 III 期食管癌患者生存[12]。淋巴结复发部位与原发肿瘤部位和淋巴结转移个数密切相关,应该根据原发肿瘤部位设计术后放疗靶区,减少不必要的照射,避免因术后过大体积照射带来的毒性反应问题[13]。

对于根治性放化疗患者是否能行挽救性的再程放疗。北京大学第一医院的高献书教授团队进行了回顾性分析[14],评估根治性放化疗食管癌局部复发后的再程放疗的结果。114 例局部复发性食管鳞状细胞癌为初始治疗接受根治性放化疗的局部晚期患者。55 名患者属于放疗组和 59 例非放疗组。所有患者复发后中位生存时间为 4 个月,挽救性放射治疗可延长局部复发食管癌患者的总生存期和复发后的生存时间。

在食管癌纵隔淋巴结区域靶区勾画方面,RTOG 指南共识以 CT 为基础的颈部淋巴结区域和 IASLC 指南基于 CT 定义的胸内淋巴结水平被广泛用于食管癌。但是两个指南所涉及边界区域也存在一定的争议。为了解决这些问题,复旦大学附属肿瘤医院蒋国梁教授团队也提出了自己的建议和验证[15]:重新定义在 RTOG 共识指南 VI 区,并建立了一个新的 I 区,甲状腺前作为新的 VI 区和颈段食管旁淋巴结区域作为新的 I 区;重新定义了胸腔淋巴结 3P 水平的上界,设置为主动脉弓上缘。因此,2 区后缘扩大至椎旁肌,包括食管旁淋巴结区。

2. 放疗新技术在食管癌中的应用

2014 年,随着多种放疗新技术在国内的不断成熟,在食管癌方面也进行了广泛应用。适形调强、容积调强、四维 CT 及 PET-CT 在食管癌方面的应用经验都是研究较多的内容。河北医科大学第四医院 Kong J 等[16]统计 410 例分别使用 3DCRT 和 IMRT 放疗的食管癌,结果显示 IMRT 的 CR、5 年 OS 均较高,但差异无统计学意义,IMRT 治疗的临床获益仍有待更多数据积累。Han 等[17]进行了食管癌 IMRT 与 VMAT 技术的剂量学对比研究,发现 IMRT 与 VMAT 在食管癌的剂量学分布相仿,但 VMAT 技术的 MU 更少,较 IMRT 脊髓受照射的最高剂量下降,但肺、心脏的低剂量体积明显增加。VMAT 可显著缩短放疗时间,有可能提高生物学效应。多篇报道显示,应用四维 CT 可以更加个体化的设置食管癌的内靶区 ITV。山东省肿瘤医院 Wang JZ 等[18]的研究引起关注,通过放疗中多次 4DCT 扫描观察放疗过程中肿瘤位置的变化,结果发现放疗 20 次时靶区缩小较明显,建议应重新 CT 扫描并校正

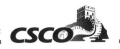

靶区,为放疗中肿瘤位置移动提供了数据。山东省肿瘤医院李建彬教授团队发现[19],使用呼吸同步 4DCT 扫描可以确保移动治疗靶区的放疗剂量充分覆盖,更好地保护周围正常组织。IGTV10 提供了最佳整体表现的"真正的"移动 GTV,虽然它是最耗时的。而 IGTV2,从极端呼吸终末相(0 和 50% 阶段 IGTV10)采集的靶区信息是一个可以接受的选择。该团队也发现将 PET/CT 和四维 CT 的最大密度投影在包含运动的放射治疗靶区勾画上不能相互取代,结合起来使用会更好[20]。

食管癌放射治疗根治剂量一直是存在争议的问题。2002 年 RTOG9504 的结果虽然已经显示与常规指南剂量 50.4Gy 相比,提高剂量至 64.8Gy 没有提高肿瘤的局部控制,高剂量组的中位生存时间甚至更短(13.0 个月 vs. 18.1 个月,NS),但是高剂量组 11 例相关治疗死亡(标准剂量组 2 例)被认为是影响高剂量组疗效提高的最大问题。多年来,如何在控制放疗毒性的前提下提高放疗剂量一直是放疗专家们思考的问题。而基于 PET-CT 的食管癌根治性放化疗放疗剂量同期增量是否能带来相应的临床获益?复旦肿瘤医院 Yu W 等[21]针对这个问题,提出在适形调强技术前提下,在标准剂量的前提下仅针对治疗前 PET-CT 高 SUV 值区域加量,提高单次分割照射剂量,Ⅰ期临床研究共前瞻性入组了 25 例不能手术的胸段食管鳞癌患者,研究结果显示同步加量虽然有可能影响辅助化疗的完成,但安全性和耐受性良好,远期疗效和毒性仍有待进一步观察。

对于食管癌放射治疗的未来研究方向,需要全国多中心开展前瞻性研究来探索,有以下几个主要方向性:①根治性同步放化疗,最佳放疗剂量的确定:50.4Gy 对比 60Gy;②新辅助放化疗联合手术是否可以作为局部进展期食管癌的标准治疗模式;③放疗靶区的研究:累及野照射对照淋巴引流区预防照射;④放、化疗联合靶向治疗的研究,放化疗联合 EGFR 单克隆抗体,放化疗联合抗血管生成药物等。

(五) 分子生物学

近两年食管癌分子生物学研究不论在深度抑或广度上都有所提高。王明荣等[22]通过全基因组关联分析和全外显子组测序等深度测序,确定了食管癌中新的突变基因,如 FAT1、FAT2 和 KMT2D,揭示在食管癌中 RTK-MAPK-PI3K 通路、细胞周期和表观遗传调控等相关生物学进程被多种机制下调,其中,该研究探讨了 XPO1 基因可作为有潜力的食管癌治疗靶标。赫捷等[23]对食管癌和正常食管上皮组织以及 8 个食管癌细胞系进行外显子测序,发现 TP53、CCND1、CDKN2A、NFE2L2 和 RB1 等细胞周期和凋亡相关关键分子的高突变率;核小体修饰基因突变率较高,包括 KMT2D、KMT2C、KDM6A、EP300 和 CREBBP,其中 EP300 突变与提示预后不良;FAT1、FAT2、FAT3、FAT4 或 AJUBA 的突变可改变 Hippo 信号通路,NOTCH1、NOTCH2、NOTCH3 或 FBXW7 的突变可改变 Notch 通路。王立东、林东昕等[24]的研究从新的角度诠释了 GWAS 研究:通过 3 个中国人群食管癌 GWAS 研究的综合分析,找出新的食管癌易感 SNP 位点,并发现太行山食管癌高发地区独特的易感基因位点;3 个GWAS 研究综合分析得出 14 个 SNP,并在 9654 例食管癌病人和 10 058 正常对照人群中进行验证。以上研究均发表于 *Nature Genetics* 杂志。

食管癌分子生物学研究处于从大数据中寻找预防、早诊、个体化治疗等方面突破的时代,而分子功能和机制研究和临床病例分析研究为大数据分析提供有力验证。多个研究表明 EGFR、PI3K、AKT 相关细胞周期、凋亡、迁袭和转移相关信号通路在食管癌中的重要作用,是否能从中寻找到食管癌相关驱动通路或驱动基因是未来研究的热点之一。

食管癌领域重要研究

通讯作者	研究机构	研究概要	出版刊物	影响因子	对临床实践的意义	证据级别
早期筛查						
乔友林	中国医学科学院肿瘤医院	胃镜用于食管癌早期筛查	Journal of Clinical Oncology	18.0	早期筛查可降低食管癌发病率与死亡率	I级
外科						
毛友生	中国医学科学院肿瘤医院	对比左右胸手术的淋巴结清扫	2014年ISDE大会		右胸手术淋巴结清扫有优势	III级提出争议问题
陈海泉	复旦大学附属肿瘤医院	对比左右胸手术的淋巴结清扫	JAMA Surgery	3.9	右胸手术淋巴结清扫有优势	II级单中心随机对照研究
杨弘	中山大学附属肿瘤医院	术中超声诊断喉返神经淋巴结	2015年OESO大会		安全，有望提高诊断的准确率	III级，提出探索问题
毛友生	中国医学科学院肿瘤医院	对比MIE和开胸手术的淋巴结清扫	2014年ISDE大会		MIE学习阶段高选择较早期的患者	III级
傅剑华	中山大学附属肿瘤医院	对比MIE和开胸手术的预后	2015年OESO大会		MIE的肺部感染发生率较低	III级
李印	河南省肿瘤医院	对比术后早期进食与晚期进食	2015年OESO大会		两组的吻合口瘘发生率无差异	II级单中心随机对照研究
综合治疗						
习勉	中山大学附属肿瘤医院	对比NP与FP方案的术前放化疗	Radiotherapy and Oncology	4.4	NP方案优于FP方案	III级提出探索性问题
放疗						
罗京伟	中国医学科学院肿瘤医院	颈段食管根治性放疗	Head Neck	2.02	颈段食管癌根治性放疗疗效满意	III级

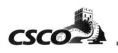

续表

通讯作者	研究机构	研究概要	出版刊物	影响因子	对临床实践的意义	证据级别
刘孟忠	中山大学附属肿瘤医院	颈段食管根治性放疗	Radiotherapy and Oncology	4.36	颈段食管癌复发转移模式和临床特征	Ⅲ级
肖泽芬	中国医学科学院肿瘤医院	Ⅲ期及淋巴结阳性食管癌术后放疗	Oncology Research & Treatment 2014年ASTRO大会		Ⅲ期及淋巴结阳性食管癌术后放疗及可能靶区建议	Ⅲ级
高献书	北京大学第一医院	局部晚期食管癌挽救性放疗	Radiation oncology	2.546	挽救性放射治疗可改善局部复发食管癌患者的总生存率和复发后的生存率	Ⅲ级
蒋国梁	复旦大学附属肿瘤医院	建议修改第七版UICC基于CT在食管癌颈胸淋巴结水平的划分	Radiology and Oncology	1.912	食管癌颈段胸淋巴结区域划分	Ⅲ级
韩春	河北医科大学第四医院	食管癌3DCRT和IMRT放疗疗效比较	ASTRO2014		IMRT的CR、5年OS均有提高的趋势	Ⅲ级
韩春	河北医科大学第四医院	食管癌IMRT与VMAT技术的剂量学对比研究	ASTRO2014		VMAT可显著缩短放疗时间,有可能提高生物学效应	Ⅲ级
李建彬	山东省肿瘤医院	食管癌放疗过程中多次4DCT扫描观察放疗过程中肿瘤位置的变化	ASTRO2014		放疗20次时靶区缩小较明显,建议应重新CT扫描并校正靶区	Ⅲ级
李建彬	山东省肿瘤医院	3D和4DCT在食管癌放疗过程中ITV的比较	Diseases of the Esophagus	1.782	呼吸同步4DCT扫描可以确保移动治疗靶区的放疗剂量充分覆盖,更好地保护周围正常组织	Ⅲ级

通讯作者	研究机构	研究概要	出版刊物	影响因子	对临床实践的意义	证据级别
李建彬	山东省肿瘤医院	PET-CT 和 4DCT 在胸段食管癌放疗过程中靶区的比较	Diseases of the Esophagus	1.782	PET/CT 和四维 CT 的最大密度投影在食管癌放疗中需结合应用	Ⅲ级
Yu W	复旦大学附属肿瘤医院	食管癌放疗 PET-CT 高 SUV 值区域同期加量	ASTRO2014		同步加量虽然有可能影响辅助化疗的完成,但安全性和耐受性良好	Ⅲ级
分子生物学						
王明荣	中国医学科学院肿瘤医院	食管癌基因深度测序	Nature Genetic	29.4	XPO1 基因可作为有潜力的食管癌治疗靶标	Ⅱ级
赫捷	中国医学科学院肿瘤医院	食管癌细胞外显子测序	Nature Genetic	29.4	发现 TP53、CCND1、CDKN2A 等高突变基因	Ⅱ级
林东昕,王立东	中国医学科学院肿瘤医院,郑州大学	寻找新的食管癌易感 SNP 位点	Nature Genetic	29.4	分析得出 14 个 SNP	Ⅱ级

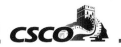

第四部分 总 结

总而言之,有志者事竟成。随着近十年我国对循证医学知识的吸收掌握,以及在临床研究、分子生物学研究方面的水平提高与长期积累,我国学者在食管癌研究方面开始收获自己的成果,受到国内外同行的认可。乔友林教授团队通过 10 年的努力,高水准地解答了国际食管癌领域的焦点问题,也为后人指明了方向,他们的成功是我国食管癌领域学者的典范。同时,在外科、新辅助放化疗、放疗技术、分子生物学方面也有许多我国学者做出的骄人成绩,中国作为食管癌高发国家,需要国家有更多的投入,更多的有才有志之士,共同来推动我国食管癌防治事业的发展。

致 谢

感谢北京大学第一医院图书馆和《中国医学论坛报》为本文提供了系统的数据检索!
感谢 CSCO 青年委员会所有成员的共同努力!

参 考 文 献

1. Wei WQ,Chen ZF,He YT,et al. Long-Term Follow-Up of a Community Assignment,One-Time Endoscopic Screening Study of Esophageal Cancer in China. J Clin Oncol,2015,33(17):1951-1957.

2. Yousheng Mao,Jie He,Jing-Si Dong Jing-Si,et al. Comparison of lymph node dissection results through left thoracotomy with via right thoracotomy. 2014 world congress of the International Society for Diseases of the Esophagus.

3. Li B,Xiang J,Zhang Y,et al. Comparison of Ivor-Lewis vs Sweet esophagectomy for esophageal squamous cell carcinoma:a randomized clinical trial. JAMA Surgery,2015,150(4):292-298.

4. Tan Z,Ma G,Zhao J,et al. Impact of thoracic recurrent laryn-geal node dissection:508 patients with tri-incisional esophagectomy. J Gastrointest Surg,2014,18(1):187-193.

5. Yang H,Wang JW,Lin P,et al. Intraoperative ultrasonography for the identification of thoracic recurrent laryngeal nerve lymph nodes in patients with esophageal squamous cell carcinoma. 2015 World Conference of the Esophagiome.

6. Mao YS,He J,Cheng GY,et al. Comparison of lymph node dissection and complications between vats esophagectomy and conventional esophagectomy via right thoracotomy. 2014 World Congress of the International Society for Diseases of the Esophagus.

7. Huang QY,Fu JH,Yang H,et al. Minimally Invasive Verse Open Esophagectomy for Esophageal Cancer A Propensity-Matched Analysis. 2015 World Conference of the Esophagiome.

8. Li Y,Sun Hb,Liu XB,et al. The impact of early oral feeding on short term quality of life after McKewon minimally invasive esophagectomy for cancer:interim data from a randomized controlled trial. 2015 World Conference of the Esophagiome.

9. Liu SL,Yang H,Zhang P,et al. Neoadjuvant chemoradiotherapy with cisplatin plus vinorelbine versus cisplatin plus fluorouracil for esophageal squamous cell carcinoma:A matched case-control study. Radiotherapy and oncology:Journal of the European Society for Therapeutic Radiology and Oncology,2015,116(2):262-268.

10. Cao C,Luo J,Gao L,et al. Definitive radiotherapy for cervical esophageal cancer. Head & Neck,2015,37(2): 151-155.

11. Zhang P,Xi M,Zhao L,et al. Clinical efficacy and failure pattern in patients with cervical esophageal cancer

treated with definitive chemoradiotherapy. Radiotherapy and oncology：journal of the European Society for Therapeutic Radiology and Oncology, 2015, 116 (2): 257-261.

12. Zhang W, Liu X, Xiao Z, et al. Postoperative intensity-modulated radiotherapy improved survival in lymph node-positive or stage Ⅲ thoracic esophageal squamous cell carcinoma. Oncology Research and Treatment, 2015, 38 (3): 97-102.

13. J. Yang, Z. Xiao, X. Liu, W. et al. Dosimetric analysis and clinical outcome of prophylactic intensity modulated radiation therapy in pT3N0M0R0 Esophageal Cancer, 2014 ASTRO'S 56th Annual Meeting.

14. Zhou ZG, Zhen CJ, Bai WW, et al. Salvage radiotherapy in patients with local recurrent esophageal cancer after radical radiochemotherapy. Radiat Oncol, 2015, 10: 54.

15. Liu M, Chen Y, Fu X, et al. Proposed revision of CT-based cervical and thoracic lymph node levels for esophageal cancer in UICC 7th version. Radiotherapy and oncology：journal of the European Society for Therapeutic Radiology and Oncology, 2014; 113 (2): 175-181.

16. J. Kong, H. Chun, L. Zhensheng, Z. Jun, W. Lan, Z. Andu. Comparison of Treatment Effects of Intensity Modulated Radiation Therapy Versus 3-Dimensional Conformal Radiation Therapy on Locally Advanced Esophageal Carcinoma.

17. C. Han, L. Liu, L. Wang, J. Zhang, H. Tian. The Application Of Volumetric Modulated Arc Therapy (VMAT)In Esophageal Carcinoma. 2014 ASTRO'S 56th Annual Meeting.

18. J. Z. Wang, J. Li, W. Wang, Z. Ma, Y. Zhang .Detection Of Tumour Volume Regression And Motion Changes During Radiotherapy For Primary Thoracic Oesophageal Cancer Based On 4DCT Scans. 2014 ASTRO'S 56th Annual Meeting.

19. Wang W, Li J, Zhang Y, et al. Comparison of patient-specific internal gross tumor volume for radiation treatment of primary esophageal cancer based separately on three-dimensional and four-dimensional computed tomography images. Dis Esophagus, 2014, 27 (4): 348-354.

20. Guo Y, Li J, Wang W, et al. Geometrical differences in target volumes based on 18F-fluorodeoxyglucose positron emission tomography/computed tomography and four-dimensional computed tomography maximum intensity projection images of primary thoracic esophageal cancer. Dis Esophagus, 2014, 27 (8): 744-750.

21. W. Yu, X. Fu, X. Cai, Q. Liu, W. Feng, Q. Zhang. Safety of Dose Escalation by Boosting Radiation Dose Within the Primary Tumor Using 18FDG-PET/CT for Unresectable Thoracic Esophageal Cancer. 2014 ASTRO'S 56th Annual Meeting.

22. Lin DC, Hao JJ, Nagata Y, et al. Genomic and molecular characterization of esophageal squamous cell carcinoma. Nature genetics, 2014, 46 (5): 467-473.

23. Gao YB, Chen ZL, Li JG, et al. Genetic landscape of esophageal squamous cell carcinoma. Nature Genetics, 2014, 46 (10): 1097-1102.

24. Wu C, Wang Z, Song X, et al. Joint analysis of three genome-wide association studies of esophageal squamous cell carcinoma in Chinese populations. Nature Genetics, 2014, 46 (9): 1001-1006.

中国临床肿瘤学淋巴瘤年度研究进展

2014 年 9 月 ~2015 年 8 月

中国临床肿瘤协会青年专家委员会

编　　者：李志铭[1]　郭　晔[2]

顾　　问：姜文奇[1]

编者单位：1. 中山大学肿瘤防治中心；2. 复旦大学附属肿瘤医院

文献数据由北京大学第一医院图书馆和《中国医学论坛报》提供

前　　言

恶性淋巴瘤（malignant lymphoma）是一种起源于淋巴造血组织的恶性肿瘤，多发生于淋巴结和（或）结外部位淋巴组织。根据病理特征，恶性淋巴瘤可分为霍奇金淋巴瘤和非霍奇金淋巴瘤。我国恶性淋巴瘤患者死亡率居全部恶性肿瘤排序的第 11 位。

由中国临床肿瘤协会（Chinese Society of Clinical Oncology，CSCO）青委会淋巴瘤组负责，在中国医学论坛报和北京大学第一医院图书馆的协助下，梳理了我国临床肿瘤学淋巴瘤的年度进展。系统的总结，一方面有助于发现我国临床研究与国际研究的差距，另一方面也有助于促进国内不同研究机构之间取长补短，为多学科领域融合和交叉借鉴提供重要依据。

第一部分　研　究　方　法

（一）系统性检索中国 2014 年 9 月至 2015 年 8 月发表的文献

由北京大学第一医院图书馆负责系统检索，数据库来源主要有 EMBASE、Web of Science、Pubmed、Gopubmed 和 Scopus 等。以"(lymphoma［MeSH Terms］)AND("2014/9/1"［Date - Publication］to "2015/8/31"［Date - Publication］)AND China［Affiliation］"作为检索词。同时，还查阅了淋巴瘤领域重要的学术会议摘要：13-ICML，ASH，EHA，TCLF.

（二）选出临床和转化性研究（部分高影响力的基础研究未纳入）

评估上述系统性检索的文献，根据文献分类及研究类型，筛选得出临床研究或转化性研究相关的文章。此外，收集青委会成员意见，根据他们平时对文献的解读和理解，推出他们认为最重要的文献，进行整合。

（三）参考影响因子、文章被引用频次和对临床实践的影响挑选文献

结合文章在 Scopus 记录的引用频次和所在杂志的影响因子挑选重要文献。同时逐一

阅览,评估其对临床实践的影响。

(四)分析各研究机构主要的研究方向

将目前主要的淋巴瘤临床研究热点进行系统分类,结合各研究机构发表文章的类型,拟梳理各研究机构的主要研究方向。总结、比较其中的异同之处,为各研究机构之间相互借鉴学习提供参考依据。

第二部分　研究成果概要

汇总 2014 年 9 月 1 日至 2015 年 8 月 31 日所有中国学者发表的、临床研究相关的肿瘤学文章共 24 159 篇,淋巴瘤领域贡献 1039 篇,占总体 4%。

(一)文章发表数量与杂志影响因子分析

分析国内发表淋巴瘤文献量前 20 名的杂志及其影响因子,如图 1 所示,中国研究者文章主要集中发表的杂志,*Blood* 和 *PloS One* 发表文章数量最高。进一步分析淋巴瘤领域主流的 20 种杂志及中国发表文章,我国已在高质量的杂志,如 *JAM*、*Nature Genetics*、*Journal of Clinical Oncology* 等相关杂志发表文章。文章数量不多,发表高质量杂志的文章仍是今后需要努力的方向。由此提示,中国淋巴瘤研究者在保证文章数量的同时,更需要重视研究深度,

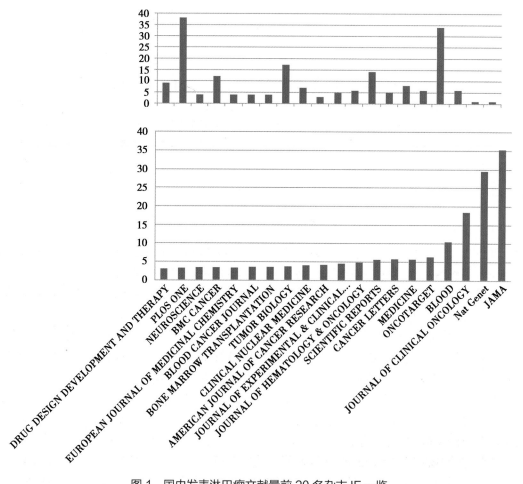

图 1　国内发表淋巴瘤文献量前 20 名杂志 IF 一览

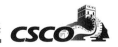

为国际淋巴瘤研究进展提供更高级别的证据。

(二) 研究机构的文章发表数量排名

进一步汇总发表文章量最多的 21 个研究机构(图2),其中位居前 3 位的分别是中山大学、复旦大学、上海交通大学。这一排名结果与我们平时的认知是相吻合的。

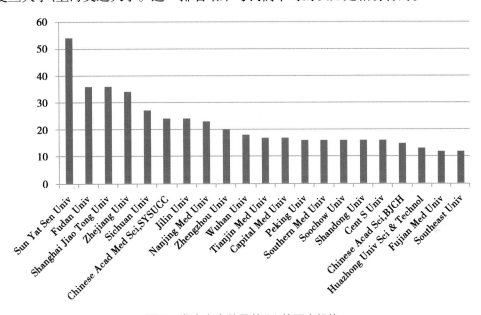

图2　发表文章数量前21的研究机构

(三) 高引频文章

如图 3 所示,发表文献数量和被引用的频次。被引用次数居前 4 的杂志为 *Oncology Letters*、*Molecular Medicine Reports*、*Plos One*、*Blood* 发表文献数量和引用频次基本呈正相关,由此可见,只有在进行了大量的研究工作后,才更有可能发出高质量的文章。

第三部分　主要研究进展

对所有入选的文章,综合分析以下三方面的指标来筛选年度重要研究进展:①文章发表杂志的影响因子和单篇文章的被引用频次;②文章是否被学科重要会议列入 oral presentation 或 poster discussion;③文章的证据级别(Ⅰ类证据:多中心随机对照研究,有可能改变全球或中国的临床实践;Ⅱ类证据:单中心随机对照研究或较高影响力的转化医学研究;Ⅲ类证据:提出值得探索和争议的新问题研究)。

同时,对所有入选文章进行系统梳理,可将中国淋巴瘤的临床研究进行大致分类。主要根据病理分型将非霍奇金淋巴瘤分为 B 细胞及 T/NK 细胞非霍奇金淋巴瘤,然后分别介绍其研究进展。

(一) B 细胞非霍奇金淋巴瘤

1. 乙型肝炎病毒与淋巴瘤

淋巴瘤是与免疫异常相关的疾病,病毒感染可以引起免疫异常;淋巴瘤的治疗会引起免疫抑制,免疫抑制可能引起病毒再激活。因此与治疗相关的特殊并发症也日益增多,影响临床医生的治疗抉择。乙型肝炎病毒(HBV)再激活就是其中比较棘手和突出的问题。

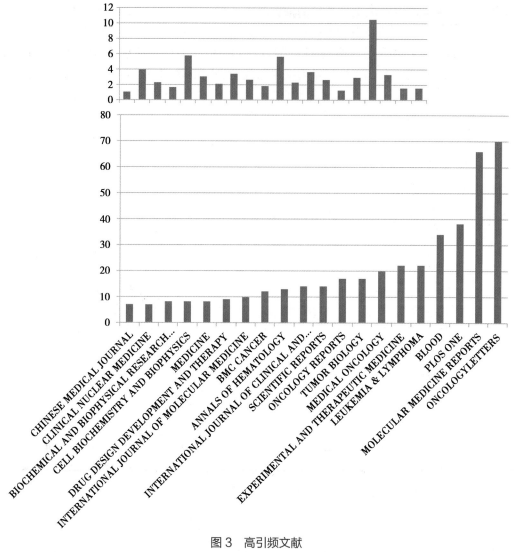

图 3　高引频文献

病毒再激活是指不活动或已缓解的病毒感染患者，血中 HBV DNA 在短期内出现或明显上升。我国是乙肝病毒感染的高发地区，约有慢性乙型肝炎病毒感染者 9300 万例，其中慢性乙型肝炎患者约 3000 万例。我国一般人群 HBsAg 阳性率约为 9.09%，NHL 患者 HBsAg 阳性率 12%~30%，75%~80% 为 B 细胞淋巴瘤。淋巴瘤患者化疗后再激活率高于其他肿瘤，HBsAg 阳性者化疗后病毒再激活率为 24%~53%。2014—2015 年度，中山大学肿瘤防治中心的林桐榆教授公布了一项中国人群弥漫大 B 细胞淋巴瘤合并慢性乙型肝炎病毒感染的临床研究结果[1]，令人振奋。该研究结果发表在 2014 年 12 月 17 日出版的《美国医学会杂志》（*JAMA*）上。这是一项全国多中心Ⅲ期临床试验，研究一共入组 121 例弥漫大 B 细胞淋巴瘤（DLBCL）患者，既往都未接受过化疗。该研究主要比较恩替卡韦和拉米夫定在 HBsAg 阳性DLBCL 患者接受 R-CHOP 方案时，抑制 HBV 再激活的疗效。患者被随机分配到 2 组，随机接受恩替卡韦（61 例）或拉米夫定（60 例）预防治疗，这些患者既往肝功能都正常，血清 HBVDNA 定量 <103copiese/ml。R-CHOP 方案开始化疗前 1 周开始行抗病毒治疗，每天口服恩替

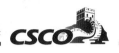

卡韦(0.5mg)或拉米夫定(100mg),直到化疗结束后 6 个月。主要研究终点为乙型肝炎发生率,次要研究终点包括:HBV 再激活率、肝炎所致化疗终止率和治疗相关的不良事件。最后一次随访时间为 2013 年 5 月 25 日。研究结果表明,恩替卡韦组乙型肝炎发生率明显低于拉米夫定组,两组 HBV 再激活率分别为 6.6% 和 30%,肝炎所致化疗终止率分别为 1.6% 和 18.3%。其中,恩替卡韦组出现治疗相关的不良事件 15 例,拉米夫定组出现了治疗相关的不良事件 18 例。从该研究中可以看出,HBsAg 阳性的 DLBCL 患者接受 R-CHOP 方案时,恩替卡韦较拉米夫定更能降低乙型肝炎发生率及 HBV 再激活。该研究为弥漫大 B 细胞淋巴瘤患者合并慢性乙肝感染

2. 双重打击淋巴瘤

双重打击淋巴瘤(double hit lymphoma,DHL)是目前淋巴瘤中特殊的一个亚型,具有侵袭性强、多结外器官受累、生存时间短、缺乏有效治疗等特点。江苏省人民医院的李建勇教授团队在 Oncotarget 杂志上报道了来自中国 DHL 淋巴瘤的研究结果[2]。研究总计入选了 326 例 DHL 患者,发现:MYC-CNA 和重排与表达相关,CNA 和重排有相关趋势;BCL2-CNA 与表达相关,重排与表达不相关,BLC2-CNA 与重排不相关。并进一步发现:MYC-CNA 与高龄、高 IPI 相关,BCL2-CNA 与高龄、ECOG PS(≥2)和 non-GCB 亚型相关,Double CNA(MC+BC+)与高龄相关。该研究结论:MYC/BCL2 CAN 患者预后不佳,多变量分析显示,MYC CNA(除外 PFS),BCL2 CNA 和双重 CNA 是独立不良预后因素,本研究首次比较 MYC 和 BCL2 不同水平的临床意义,并证实其 CNA 的临床价值。

3. 套细胞淋巴瘤

套细胞淋巴瘤是非常独特的恶性淋巴瘤,兼有侵袭性和惰性的临床特点,占全部非霍奇金淋巴瘤(NHL)的 6%,中国只有 2.5%,具有特征性染色体移位 t(11;14)和过表达 Cyclin D1,患者年龄大,传统化疗方案治疗疗效不够满意,只有少数病人达到完全缓解,不良反应大。硼替佐米(bortezomib)作为一种蛋白酶体抑制剂,既往在多发性骨髓瘤和难治复发的套细胞淋巴瘤中取得了不错的疗效。LYM 3002 国际多中心研究组,试图将 Bortezomib 药物运用于老年套细胞淋巴瘤的一线治疗[3],进一步提高老年 MCL 的 R-CHOP 的治疗效果。该国际多中心研究为瑞士国际著名淋巴瘤专家 Franco Cavalli 任 LYM 3002 PI,全球 120 多家医院参与,该项临床研究首次前瞻随机比较了常规 R-CHOP 与含硼替佐米联合 R-CHOP 治疗年老、不适合做自体造血干细胞移植的患者,这项国际多中心的 III 期临床试验中,共纳入 487 例合适的初治套细胞淋巴瘤患者,随机分配到 R-CHOP 及 VR-CAP 方案组。结果显示,R-CHOP 组中位无进展生存期是 14.4 个月,而实验组 VR-CAP 组为 24.7 个月(P<0.001),实验组 PFS(无进展生存期)提高了 59%。此外,在完全缓解率、中位完全缓解持续时间、中位无治疗间歇时间及 4 年总生存率上,VR-CAP 组均比 R-CHOP 组有所提高,上述成果在国际上首次证实了含硼替佐米方案在初治套细胞淋巴瘤中疗效优于传统的 R-CHOP 方案,即硼替佐米可以明显提高传统老年套细胞淋巴瘤的治疗效果,具有很高的临床指导意义。该研究结果,在国际上改变了老年套细胞淋巴瘤的治疗选择;该项临床研究过程中,来自中国中山大学肿瘤防治中心黄慧强教授团队积极入组患者,并获得了 LYM3002 主办方颁发的最佳入组质量和最高入组数量等两个金牌,位列该文章的排名第二作者。

（二）T/NK 细胞非霍奇金淋巴瘤

1. NK/T 细胞淋巴瘤

结外 NK/T 细胞淋巴瘤是具有明显地域分布特点的一种肿瘤。在北美和欧洲相对少见，亚洲和南美高发。既往研究认为 EB 病毒感染是其重要发病机制。相比于 B 细胞非霍奇金淋巴瘤，NK/T 细胞淋巴瘤在我国较西方更多见，具有天然的病例数量优势。2015 年我国淋巴瘤学界在 NK/T 细胞淋巴瘤的研究中也有重要突破和亮点。上海交通大学领衔的系统生物医学协同创新中心联合来自我国血液/肿瘤临床多中心研究机构（M-HOPES）的 17 家医院，于今年 7 月在《自然遗传学》（*Nature Genetics*）杂志报道了对 NK/T 细胞淋巴瘤行全外显子基因组测序的研究成果[4]，对相关突变基因致病原理及其临床意义进行了深入系统的阐述。研究团队采用第二代测序技术对 25 例 NKTCL 进行了全外显子组测序，解读了基因组中基因编码区域的信息，并通过多中心研究机构平台，在扩大的 80 例 NKTCL 患者样本中进行了全面验证。研究结果发现，细胞中调控 RNA 结构和功能的一个重要基因 -RNA 解旋酶 DDX3X 基因在 NKTCL 中存在高频突变，且其突变率居于各基因突变的首位，抑癌基因 TP53 突变频率次之，两种基因突变率相加占全部基因突变的 32.4%；而 DDX3X 与 TP53 基因突变存在互相排斥作用，提示两者的致病机制有高度相关性。蛋白和细胞功能研究显示，野生型 DDX3X 蛋白具有下调核 RelB 表达和降低细胞 ERK 磷酸化水平的作用，使细胞增殖受抑，具有抑癌基因产物的特征，而 DDX3X 突变则导致其编码的蛋白功能失活，引起细胞过度增殖。该研究还在大组病例中证实 DDX3X 基因突变是患者预后不良的分子标志，同时，结合 TP53 突变以及淋巴瘤国际预后指数（IPI）情况，可进一步将 NKTCL 患者分为三组：低危组（IPI 指数 0~1 且 DDX3X 及 TP53 为野生型）、中危组（IPI 指数 0~1 且 DDX3X 或 TP53 为突变型；IPI 指数 2~5 且 DDX3X 及 TP53 为野生型）及高危组（IPI 指数 2~5 且 DDX3X 或 TP53 为突变型）。这些结果使 NKTCL 临床预后判断分层更为清晰和严谨，并为该病的分层精准治疗提供潜在的靶点。该研究是国际上首次对 NK/T 细胞淋巴瘤这一具有独特地域性和临床特征的血液肿瘤进行基因组学、分子病理学和临床预后相关性研究，取得了精准医学领域的突破性成果。表明中国科学家在淋巴瘤研究领域已经跻身于世界一流行列，并为推动淋巴瘤转化医学的发展做出重要贡献。

在 NK/T 细胞淋巴瘤的临床研究方面，我国学者在 2015 年亦取得重要进展。由中国医学科学院肿瘤医院李晔雄教授领衔的 NK/T 细胞淋巴瘤全国多中心协作组，总结分析了 2000—2011 年全国 10 家肿瘤中心 1273 例早期结外鼻型 NK/T 细胞淋巴瘤病例，并建立了早期 NKTCL 基于风险分层的治疗决策，研究成果发表在国际著名杂志 *Blood*[5]，并被选为继续医学教育（CME）文章，同时也被 2015 年美国放射肿瘤年会（ASTRO）邀请作大会发言。NKTCL 在初诊时约 80% 以上为早期（I~Ⅱ期），放射治疗是该型淋巴瘤的主要治愈手段。虽然化疗在早期患者中的地位一直存在争议，但多数患者仍然接受了诱导或者辅助化疗。既往大部分回顾性研究并未明确化疗能够在放疗的基础上提高生存率，其可能的原因如下：①病例数少，无法比较单纯放疗和放化综合治疗；②各研究单位治疗模式单一，无法与其他治疗模式比较；③将诱导化疗 + 放疗与放疗 + 巩固化疗统一归为综合治疗，未分析二者区别。另外文献已经证实早期 NK/T 细胞淋巴瘤的预后跟很多临床预后因素相关，那么对于不同预后患者是否都能从化疗中获益这个问题也没有明确答案。在该研究中，李晔雄教授团队分析了 1273 例早期结外鼻型 NK/T 细胞淋巴瘤病例，其中接受单纯化疗患者 170 例、单

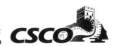

纯放疗 253 例、化疗 + 放疗 641 例、放疗 + 化疗 209 例。Cox 多因素分析显示年龄（age）、乳酸脱氢酶（LDH）、一般状况评分（ECOG）、分期（Ann arbor stage）和原发肿瘤侵犯（PTI）仍然是早期结外鼻型 NK/T 细胞淋巴瘤的 5 个独立预后因素。将没有不良预后因素的患者归为低危组（low-risk），1 个及以上危险因素患者归为高危组（high-risk），低危组 5 年总生存率和无进展生存率明显高于高危组（5 年 OS：86.6% 和 56.9%，5 年 PFS：73.3 和 49.3%；P 值均 <0.001）。单纯放疗以及放疗 ± 化疗患者的 5 年 OS 和 PFS 均明显高于单纯化疗患者，再次证实单纯化疗对于早期患者是不合适的。对于低危患者，单纯放疗的 5 年 OS 和 PFS 分别是 88.8% 和 79.2%，诱导或者巩固化疗并未在放疗基础上提高生存率；而对于高危患者，放疗 + 化疗的 5 年 OS 明显优于单纯放疗和化疗 + 放疗；经过平衡组间差异以后放疗 + 化疗组的 5 年 OS 仍然明显优于单纯放疗和化疗 + 放疗。该研究的结论是：对于低危患者单纯放疗就能取得良好的疗效，而对于高危患者放疗加上巩固化疗是目前最优的治疗决策。该项研究在国际上首次将单纯放疗、放疗 + 化疗和化疗 + 放疗同时比较，并且建立了早期 NKT 细胞淋巴瘤基于风险分层的治疗决策，对早期结外鼻型 NK/T 细胞淋巴瘤的治疗产生积极的推动作用。

此外，李晔雄教授领衔的 NK/T 细胞淋巴瘤全国多中心协作组在 NK/T 细胞淋巴瘤的预后模型研究方面也有重要贡献。协作组收集 2000—2011 年间共 1383 例 NKTCL 病例资料，在国际上首次提出了结外鼻型 NK/T 细胞淋巴瘤的列线图模型，该模型可对治疗前患者进行疾病风险评分，并预估患者 5 年总生存率，可为后续基于风险分层的治疗决策提供依据。研究成果发表在国际著名杂志 *Leukemia*[6]。研究组以中国北方病例 708 例作为建模组（primary cohort），南方 675 例作为外部验证组（validation cohort）。该研究首先在建模组内采用基于 COX 风险比例回归模型建立 nomogram，年龄（age）、分期（Ann arbor stage）、乳酸脱氢酶（LDH）、一般状况评分（ECOG PS）、原发肿瘤侵犯（PTI，primary tumor invasion）最终纳入该模型；其次采用一致性指数（C-index）和校准曲线（calibration plot）对该模型进行验证，分别进行内部验证和外部验证。经过严格验证显示，建模组和外部验证组 nomogram 模型的 C-index（0.72）均明显高于传统的 Ann arbor 分期、IPI 和 KPI（0.56~0.64）。既往报道该型淋巴瘤生存率差异显著，各个研究单位由于病例数的限制很难进行分层研究，而传统的 Ann arbor 分期、国际预后指数（IPI）和韩国预后指数（KPI）并不能将预后不同患者很好地区分开。本研究提出的 nomogram 模型经过了严格的内部和外部验证，既可以提供个体化的生存率预测，又为后续的治疗决策提供依据，从而使得结外鼻型 NK/T 细胞淋巴瘤的治疗更加精准。

2. 复发难治外周 T 细胞淋巴瘤的治疗

2015 年 2 月 16 日，我国首批自主研发生产的 1.1 类新药西达本胺片，作为国内唯一被批准的用于治疗罕见病外周 T 细胞淋巴瘤（PTCL）的药品正式上市销售。该药物用于复发难治的外周 T 细胞淋巴瘤的关键性 II 期临床研究于今年报道[7]。入组患者的既往中位治疗方案为 3 个，总计入组 79 例患者。取得了 23% 的总客观缓解率和 21.4 个月的中位生存时间，46% 的患者可以在 6 周内获益并获得更长的生存。毒性方面主要是 3 级以上血液学毒性，重度的血液学不良反应从第 3 周开始出现，在 6~9 周发生率最高（其中血小板减少第 3 周开始出现，第 6 周发生率最高）然后是肝功能的异常和消化道反应，未发现明确的严重心脏反应。

第四部分　总　　结

综上所述,B 细胞及 T/NK 细胞非霍奇金淋巴瘤在基础研究、临床治疗方面均取得了较大的进步。分子指标与临床预后和临床治疗方案的选择,我们还需要进一步探讨。

此外,我们也可以看出高影响力研究的一些特点:都是多中心合作研究项目;都是基础和临床有机结合的课题。此外,多学科团队的贡献,以及方向明确的系列研究也非常重要。

过去的一年里,我国的淋巴瘤研究者取得了可喜的成绩,然而,值得关注和反思的是,高质量的研究仍然太少。一方面,我们需要紧跟世界的步伐,争取加入更多的全球新药研究;另一方面,各研究单位之间紧密合作,研究者自主发起的研究近年来取得了很多成果,值得称赞。期待明年我国的淋巴瘤研究能取得更多更好的成果(表1、表2)。

表1　2014—2015 年度淋巴瘤专业重大进展

作者	杂志	方法	证据	意义
Huang H	JAMA 2014	前瞻性Ⅲ期随机对照研究	Ⅰ级	确立乙肝携带接受免疫化疗中抗病毒药物的国际标准
Shi YK	Ann Oncol 2015	前瞻性Ⅱ期多中心临床研究	Ⅱ级	上市具有中国自主知识产权的 HDAC 抑制西达本胺

表2　2014—2015 年度淋巴瘤专业主要进展

作者	杂志	方法	证据	意义
Yang Y	Leukemia 2015	回顾性多中心临床研究	Ⅲ级	提示 NKTL 新的预后评分系统
Lu TX	Oncotarget 2015	回顾性单中心临床研究	Ⅲ级	提示新的 DHL 的临床定义标准
Jiang L	Nat Genet 2015	多中心转化研究	—	通过 NGS,发现具有中国特色淋巴瘤 NKTL 的基因突变,有验证

致　　谢

感谢北京大学第一医院图书馆和《中国医学论坛报》为本文提供了系统的数据检索!
感谢 CSCO 青年委员会淋巴瘤组所有成员的共同努力!

参 考 文 献

1. Huang H, Li X, Zhu J, et al. Entecavir vs lamivudine for prevention of hepatitis B virus reactivation among patients with untreated diffuse large B-cell lymphoma receiving R-CHOP chemotherapy:a randomized clinical trial. JAMA, 2014, 312:2521-2530.

2. Lu TX, Fan L, Wang L, et al. MYC or BCL2 copy number aberration is a strong predictor of outcome in patients with diffuse large B-cell lymphoma. Oncotarget, 2015, 6:18374-18388.

3. Robak T, Huang H, Jin J, et al. Bortezomib-based therapy for newly diagnosed mantle-cell lymphoma. N Engl J Med, 2015, 372(10):944-953.

4. Jiang L, Gu ZH, Yan ZX, et al. Exome sequencing identifies somatic mutations of DDX3X in natural killer/T-cell

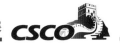
lymphoma. Nature Genetics, 2015, 47: 1061-1066.

5. Yang Y, Zhu Y, Cao JZ, et al. Risk-adapted therapy for early-stage extranodal nasal-type NK/T-cell lymphoma: analysis from a multicenter study. Blood, 2015, 126: 1424-1432.

6. Yang Y, Zhang YJ, Zhu Y, et al. Prognostic nomogram for overall survival in previously untreated patients with extranodal NK/T-cell lymphoma, nasal-type: a multicenter study. Leukemia, 2015, 29: 1571-1577.

7. Shi Y, Dong M, Hong X, et al. Results from a multicenter, open-label, pivotal phase II study of chidamide in relapsed or refractory peripheral T-cell lymphoma. Annals of oncology: official journal of the European Society for Medical Oncology / ESMO Annals of oncology, 2015, 26: 1766-1771.

中国临床肿瘤学黑色素瘤
年度研究进展

2014 年 9 月~2015 年 8 月

中国临床肿瘤学会青年专家委员会

编　　者:斯　璐[1]　白　雪[1]　丁　娅[2]　杨发军[3]　崔传亮[1]　许春伟[4]

顾　　问:郭　军[1]

编者单位:1. 北京大学肿瘤医院;2. 中山大学肿瘤防治中心;3. 北京积水潭医院;4. 解放军
　　　　　307 医院

文献数据由北京大学第一医院图书馆和《中国医学论坛报》提供

前　　言

黑色素瘤尽管在中国发病率低,但其增长快,死亡率高。过去五年中,黑色素瘤的临床研究取得了巨大成就,尤其是分子靶向免疫药物的应用,黑色素瘤患者的生存期得到明显延长,生活质量也显著提高。

由中国临床肿瘤协会(Chinese Society of Clinical Oncology,CSCO)青委会黑色素瘤组负责,在中国医学论坛报和北京大学第一医院图书馆的协助下,梳理了我国临床肿瘤学黑色素瘤年度进展,并在 2015 年 CSCO 学术年会上进行了口头汇报。系统的总结,一方面有助于发现我国临床研究与国际研究的差距,另一方面也有助于促进国内不同研究机构之间取长补短,为多学科领域融合和交叉借鉴提供重要依据。

第一部分　研　究　方　法

(一) 系统性检索中国 2014 年 9 月至 2015 年 8 月发表的文献

由北京大学第一医院图书馆负责系统检索,数据库来源主要有 EMBASE,Web of Science,Pubmed,Gopubmed 和 Scopus 等。以 "(melanoma[MeSH Terms]) AND ("2014/9/1"[Date - Publication] to "2015/8/31"[Date - Publication]) AND China[Affiliation]" 作为检索词。同时,还查阅了黑色素瘤领域重要的学术会议摘要:ASCO,ESMO,CSCO,CSMO。

(二) 选出临床和转化性研究(部分高影响力的基础研究未纳入)

评估上述系统性检索的文献,根据文献分类及研究类型,筛选得出临床研究或转化性研究相关的文章。此外,收集青委会成员意见,根据他们平时对文献的解读和理解,推出他们认为最重要的文献,进行整合。

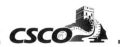

（三）参考影响因子、文章被引用频次和对临床实践的影响挑选文献

结合文章在 Scopus 记录的引用频次和所在杂志的影响因子挑选重要文献。同时逐一阅览，评估其对临床实践的影响。

（四）分析各研究机构主要的研究方向

将目前主要的黑色素瘤临床研究热点进行系统分类，结合各研究机构发表文章的类型，拟梳理各研究机构的主要研究方向。总结、比较其中的异同之处，为各研究机构之间相互借鉴学习提供参考依据。

第二部分　研究成果概要

汇总 2014 年 9 月 1 日至 2015 年 8 月 31 日所有中国学者发表的、临床研究相关的肿瘤学文章共 24 159 篇，黑色素瘤领域贡献 712 篇，占总体 3%。

（一）文章发表数量与杂志影响因子分析

分析国内发表黑色素瘤文献量前 18 名的杂志及其影响因子（图 1），中国研究者文章主

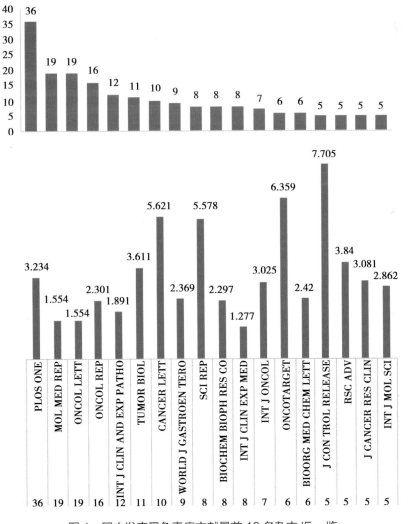

图 1　国内发表黑色素瘤文献量前 18 名杂志 IF 一览

要集中发表于影响因子小于 4 分的杂志, 其中 *Plos One*、*Mol Med Rep*、*Oncol Lett* 发表文章数量最高。进一步分析黑色素瘤领域主流的 18 种杂志及中国发表文章数目 (图 2), 发文的另几个波峰是 *Tumor Biol*、*Cancer Lett* 和 *Oncotarget*, 在 *Cancer Res* 也有一定的产出。但在国际顶尖杂志, 如 *NEJM*、*Lancet*、*Nature*、*Science* 等, 去年我国黑色素瘤文献还是空白, 是今后努力的方向。由此提示, 中国黑色素瘤研究者在保证文章数量的同时, 更需要重视研究深度, 为国际黑色素瘤研究进展提供更高级别的证据。

（二）综述发表数量与杂志影响因子分析

2014—2015 中国学者共发表黑色素瘤相关综述共 50 篇, 主要集中在影响因子 1~8 分之间的杂志, 尤以影响因子在 0~3 分的杂志发表篇数最多。由此可见, 今后我国黑色素瘤相关综述的质量还有待进一步提高 (图 3)。

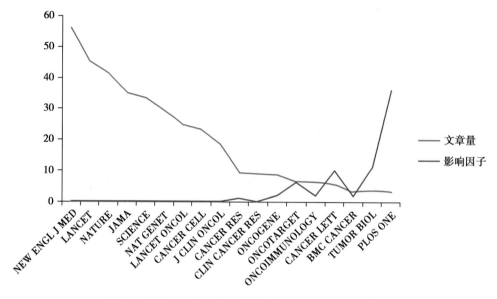

图 2　18 种重点杂志影响因子及发表黑色素瘤文章数量

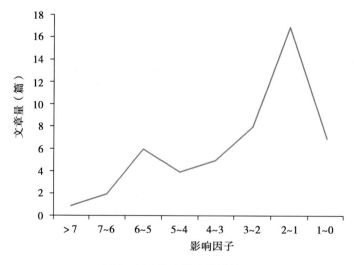

图 3　国内作者发表综述情况

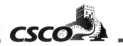

（三）作者及研究机构的文章发表数量排名

统计文章发表量 2 篇及前 7 名作者（发表 2 篇论文的作者仅列出前 5 名），如图 4 所示。数据的检索由北京大学第一医院图书馆提供，采用盲法进行筛查。

进一步汇总发表文章量最多的 10 个研究机构，如图 5 所示，其中位居前 3 位的分别是北京大学、上海交通大学、复旦大学。这一排名结果与我们平时的认知，及其上面的作者排名是相吻合的。同时，为了尽可能减少偏倚，还联系了各研究机构比较的年轻学者，让他们提供本机构近 1 年来所发表的重要文献。

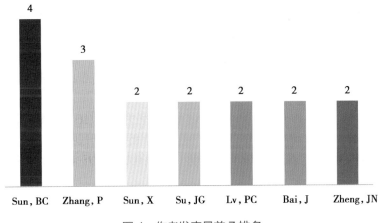

图 4　作者发表量前 7 排名

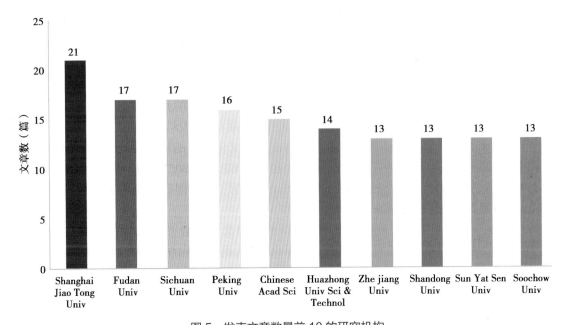

图 5　发表文章数量前 10 的研究机构

第三部分　主要研究进展

对所有入选文章进行系统性梳理,如图 6 所示,可将中国黑色素瘤的临床研究大致分为
4 类。分别为中国黑色素瘤的最新流行病学调查结果及
影像学检查研究相关进展、特殊类型黑色素瘤的观察性
研究、早期黑色素瘤的辅助治疗和晚期黑色素瘤的系统
性治疗(包含化疗 ± 抗血管靶向治疗、针对特殊基因突变
的特异性靶向治疗等)。

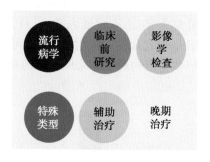

图 6　中国黑色素瘤临床研究分类

(一) 黑色素瘤的流行病学

2015 年中国肿瘤防治办公室更新了 2009 年国内黑
色素瘤的流行病学调查情况:国内黑色素瘤总发病率为
0.56/10 万,死亡率 0.36/10 万;按中国人口标化发病率
为 0.29/10 万,死亡率为 0.14/10 万。其中城市人口发病
率为 0.32/10 万,死亡率为 0.17/10 万;农村人口发病率为 0.21/10 万,死亡率为 0.27/10 万。
城市人口发病率高于农村,但死亡率低于农村。按年龄分段可见,20 岁至 85 岁以下的患
者,其发病率随着年龄的增长基本呈上升趋势(男性:0.05/10 万 ~3.75/10 万;女性:0.03/10
万 ~3.15/10 万)[1]。

(二) 临床前研究

近年来,靶向药物极大地改善了晚期黑色素瘤患者的预后。目前探索新的治疗靶点是
黑色素瘤研究领域的热点和重点。

北京大学的 Kong Y 和 Guo J 等在探索黑色素瘤新的治疗靶点方面进行了大量的工作,
主要涉及 mTOR 突变,*CDKN2A*、*CyclinD1* 和 *CDK4* 的基因拷贝数变化情况,以及 *GNAQ/11*
基因的突变情况等。

Kong Y 等共计检测了 412 例无法手术切除的进展期黑色素瘤患者的 mTOR 基因突变
情况,发现 mTOR 突变发生率为 10.4%(43/412),非同义突变在肢端和黏膜亚型中较为常见(分
别为 11.0% 和 14.3%)。mTOR 突变是独立预后不良因素(P=0.028)[2]。

针对 *CDKN2A*、*CyclinD1* 和 *CDK4* 的基因拷贝数变化情况的研究共计纳入了 208 例肢
端黑色素瘤患者,*CDKN2A* 的基因拷贝数减少比例为 62.5%(130/208),*CyclinD1* 和 *CDK4* 拷
贝数增加比例分别为 47.1%(114/208)和 29.8%(62/230)。在中国肢端黑色素瘤患者中应用
CDK4/6 抑制剂的临床研究正在计划中[3]。

GNAQ/11 基因突变情况检测共计纳入 284 例黏膜黑色素瘤患者,*GNAQ/11* 基因的整体
突变率为 9.5%(27/284),最常见的突变位点为 Q29P/L,携带 *GNAQ/11* 基因突变的患者预后
更差[3]。

上述基因突变情况的阐明,不仅具有一定的预后价值,同时也为新药的研发提供了崭新
的作用靶点。

(三) 黑色素瘤的影像学检查

来自中国医科大学附属第一医院的 Jiang X 等采用造影剂增强动态磁共振检测眼部黑
色素瘤的成像特点并比较其与临床病程之间的关系。总共纳入 40 例患者,发现峰值信号强
度升高与较晚的分期相关(P=0.039)。提示眼部黑色素瘤的基线磁共振成像特点可能具有

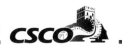

预后提示作用[4]。

(四) 特殊类型和特殊部位的黑色素瘤

黑色素瘤在不同人种中差异巨大,在过去的10年中,我国科研人员针对亚洲人群中最常见的肢端和黏膜黑色素瘤进行了大量的研究工作。在2014—2015年度,来自北京大学的Yan X、Bai X和Zhou L等分别完成了针对肢端和黏膜黑色素瘤的大样本回顾性研究。针对罕见的原发颅内的黑色素瘤,中国医科大学的Wang J等进行了小样本的回顾性研究,探讨手术在其治疗中的地位。

针对肢端黑色素瘤的生存研究总计纳入了658和419例肢端和非肢端皮肤黑色素瘤患者。两组的5年生存率分别为44.7%和52.6%,中位OS分别为55.0和68.0个月(P=0.027),中位DFS分别为31和37个月(P=0.042)。多因素研究显示肢端亚型是OS(HR=1.80,P=0.000)和DFS(HR=1.725,P=0.004)的独立预后不良因素[5]。更进一步的分析显示,与非肢端皮肤黑色素瘤相比,肢端黑色素瘤诊断时晚期患者比例较低(22.2% vs. 12.0%,P<0.001),病灶较薄(T_4患者比例为48.3% vs. 39.0%,P<0.001),溃疡更多见(59.5% vs. 71.9%,P<0.001),女性患者比例更高(43.3% vs. 51.6%,P=0.007)。大剂量干扰素在肢端黑色素瘤的疗效差于非肢端皮肤黑色素瘤(中位DFS 17.0 vs. 24.0个月,P=0.021)。具有*BRAF*基因突变患者接受维莫非尼治疗的疗效也是肢端黑色素瘤较差(中位PFS 3.8 vs. 6.0个月,P=0.003)[6]。

针对黏膜型黑色素瘤的研究共纳入患者463例。中位OS为28.0个月(95%CI 25.1~30.9);多因素分析显示临床分期和LDH水平是OS的独立预后因子,而辅助治疗和LDH水平是DFS的独立预后因子。293例Ⅳ期患者的中位OS为14.0个月,一线治疗的中位PFS为4.5个月,二线治疗的中位PFS为3.3个月,三线治疗的中位PFS为1.3个月[7]。

对于特殊部位的黑色素瘤,来自中国医科大学附属第一医院的Wang J等对8例颅内原发黑色素瘤(孤立病灶)患者进行了显微手术治疗,其中6例完整切除、2例部分切除,术后6例患者接受术野放疗。中位随访时间13.8个月,随访期间3例患者死亡,1例在术后第16个月复发,其余4例患者仍未复发[8]。提示对于颅内原发黑色素瘤孤立病灶而言,手术切除也不失为一个较为理想的选择,但上述结果仍需大样本、前瞻性的研究加以进一步证实。

(五) 早期黑色素瘤的术后辅助治疗

对于早期黑色素瘤而言,目前大剂量干扰素是指南推荐的标准术后辅助治疗方案。但对于特殊类型的患者,例如具备特殊基因突变的黑色素瘤患者,是否有其他更好的辅助治疗方案,目前尚不清楚。2014—2015年,共有两项临床研究针对上述问题进行了探索。

Wang X等参与的针对具有*BRAF*基因15号外显子或*NRAS*基因2号外显子的临床研究共计纳入患者140例,按2∶1纳入大剂量干扰素和观察组。干扰素治疗组的DFS明显长于观察组(21.0和10.0个月,P=0.002)。按基因突变情况进行亚组分析,*BRAF*基因突变患者更能从干扰素中获益(接受与不接受干扰素组DFS分别为19.0和9.0个月,P=0.021),而*NRAS*基因突变患者是否接受干扰素治疗DFS差异不大(24.0和20.0个月,P=0.21)[9]。

而Guo J主持的针对具有*c-Kit*基因突变患者的临床研究采用伊马替尼进行辅助治疗对比大剂量干扰素的疗效,共计纳入患者31例。初步结果提示患者未从伊马替尼术后辅助治疗中获益(P=0.087),后续研究正在进行中[3]。

因此,就目前的研究结果而言,术后辅助治疗中大剂量干扰素的地位仍无法撼动。

(六)晚期黑色素瘤的治疗

晚期黑色素瘤的治疗可以分为传统化疗 ± 抗血管靶向治疗、针对特殊基因突变的特异性靶向治疗和免疫治疗等几个方面。由于目前免疫治疗尚未在国内开展临床研究,2014—2015 年的国内研究进展主要集中在化疗 ± 抗血管靶向治疗和针对特殊基因突变的特异性靶向治疗方面。下面将按类型详述。

1. 化疗 ± 抗血管靶向治疗

来自北京大学肿瘤医院的 Cui CL 和 Sheng X 等分别报道了两项 Ⅱ 期临床研究,分别针对 DTIC+ 恩度和紫杉醇 + 卡铂 ± 贝伐珠单抗两种方案。

第一项研究纳入 20 例初治的野生型患者,分析 DTIC+ 恩度(分为 A 和 B 组,恩度分别为 7.5mg/(m²·d) 和 15mg/(m²·d)。A、B 两组 PFS 分别为 3.0(95%CI 0.86~5.14)和 6.0 个月(95%CI 1.69~10.31,P=0.178,log-rank 检验)。DCR 在 B 组高于 A 组(80% 和 50%)。治疗耐受性良好[10]。第二项研究为多中心开放随机 Ⅱ 期临床研究,拟纳入转移性或复发不可手术切除黏膜黑色素瘤初治患者 182 例,按 1：1 分别接受贝伐珠单抗 + 卡铂 + 紫杉醇(CBP)或卡铂 + 紫杉醇(CP)方案化疗。目前已纳入 57 例患者,随访 11 个月,两组中位 PFS 分别为 6.3 和 3.1 个月(P=0.023),ORR 分别为 10.3% 和 7.4%。3/4 度不良反应在 CBP 组包括中性粒细胞减少(13.8%)、高血压(3.4%)和蛋白尿(3.4%);在 CP 组为中性粒细胞减少(7.4%)。患者可从 CBP 方案中获益[11]。

此外,Tang B 等还进行了一项针对野生型黏膜黑色素瘤Ⅳ期患者的一项观察性研究总计入组患者 26 例,采用舒尼替尼 +TMZ 方案治疗。患者耐受性良好,3/4 级不良反应主要包括血小板和白细胞减少(各 19.2%)、肝功能损害(3.9%)。中位 PFS 和 OS 分别为 3.0 个月(95%CI 1.0~5.0)和 7.0 个月(95%CI 5.0~9.2)。ORR 19.2%,DCR 80.8%[12]。

来自中山大学肿瘤防治中心 Li J 等采用白蛋白结合型紫杉醇治疗了 38 例晚期黑色素瘤患者。ORR 13.8%,DCR 75.9%,PFS 4.0 个月(1.5~25 个月),中位 OS 10.0 个月(2~27 个月)。最常出现的 3/4 级不良反应为血液学毒性(21.1%)[13]。

因此对于晚期黑色素瘤患者,特别是病情进展迅速的非基因突变型患者,化疗 ± 抗血管靶向治疗仍不失为一种有效的治疗方案。

2. 新的基因突变检测及针对特殊基因的靶向治疗

(1) mTOR 突变患者:Si L 等报道了 8 例具有 mTOR 突变的患者接受依维莫司治疗的情况:6 例可评价疗效(均为 SD)。PFS 时间分别为 26+、18+、17+、12+、11+ 和 10+ 周;均有不同程度肿瘤缩小(1%~23%)不等[14]。提示在具有 mTOR 突变的黑色素瘤患者中,依维莫司可能具较好的疗效。

(2) *BRAF* 基因突变患者:北京大学肿瘤医院郭军教授的团队主持了 BRAF 抑制剂维莫非尼在国内的临床研究,报道了 53 例接受治疗的患者中,87%(47/53)出现肿瘤缩小,ORR 66%(35/53),DCR 96.1%(51/53),PFS 6 个月。发生率大于 25% 的副作用包括:皮肤相关的皮疹(96%))、黑痣(73.6%)、光过敏(45.3%)、手足掌过度角化(66.0%);以及腹泻(51.0%)、发热(36.0%)、关节痛(73.6%)、总胆红素升高(75.0%)和总胆固醇升高(60.0%)[3]。这是目前国内最大样本量的维莫非尼相关报道,首次描述了中国黑色素瘤患者应用维莫非尼的疗效和副作用情况。

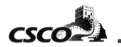

（七）黑色素瘤相关综述

2014—2015 年中国学者发表黑色素瘤相关综述主要涉及眼部黑色素瘤非编码小 RNA 的表达变化及其与预后的关系[15]、晚期黑色素瘤的靶向以及免疫治疗的相关新进展[16,17]，均是目前黑色素瘤研究的热点，期待中国科研在上述领域取得更新的成就。

第四部分 总 结

综上所述，特殊类型黑色素瘤和针对特殊基因突变的靶向治疗是过去一年中我国黑色素瘤研究的热点。我国的专家学者在上述方面进行了大量的工作，为推进我国黑色素瘤科研事业作出了可喜的成绩。

然而，值得我们关注和反思的是，目前国内黑色素瘤中心数目仍然较少。大多数的研究结果均来自单中心数据，尚缺乏多中心合作研究项目；同时，目前国外的最新最热门的研究（如免疫治疗等）尚未在国内开展。期待，2016 年我国各黑色素瘤研究中心能够加强紧密合作，取得更多的高质量成果；同时也期望我国的黑色素瘤研究能够紧跟世界步伐，争取加入更多的全球药物临床研究中。

致 谢

感谢北京大学第一医院图书馆和《中国医学论坛报》为本文提供系统的数据检索！

感谢 CSCO 青年委员会所有成员的共同努力！

参 考 文 献

1. CSCO 黑色素瘤专家委员会 . 中国黑色素瘤诊治指南 2015 版 . 北京 : 人民卫生出版社 .

2. Kong Y, Si L, Li Y, et al. Analysis of mTOR Gene Aberrations in Melanoma Patients and Evaluation of Their Sensitivity to PI3K-AKT-mTOR Pathway Inhibitors. Clin Cancer Res, 2016, 22 (4): 1018-1027.

3. Guo J. 2014 Beijing International Melanoma Congress, Beijing, China, 2014.

4. Jiang X, Asbach P, Willrding G, et al. Dynamic contrast-enhanced MRI of ocular melanoma. Melanoma Res, 2015; 25 (2): 149-156.

5. Yan X, Chi Z, Sheng X, et al. Comparison of clinical presentation and prognosis between acral cutaneous melanoma and non-acral cutaneous melanoma. J Clin Oncol, 2015, 33 (suppl: abstr e20008).

6. Bai X, Yan X, Si L, et al. 2014 Beijing International Melanoma Congress, Beijing, China, 2014.

7. Zhou L, Cui C, Lian B, et al. Clinical presentation, systemic therapy and prognosis of mucosal melanoma, a study of 463 consecutive cases. J Clin Oncol, 2015; 33 (suppl: abstr e20036).

8. Wang J, Guo Z, Wang Y, et al. Microsurgery for the treatment of primary malignant intracranial melanoma: a surgical series and literature review. Eur J Surg Oncol, 2014; 40 (9): 1062-10671.

9. Wang X, Mao L, Si L, et al. Efficacy of high-dose adjuvant interferon therapy in high-risk melanoma harboring gene mutations. J Clin Oncol, 2015; 33 (suppl: abstr 9047).

10. Cui C, Si L, Chi Z, et al. Preliminary results of a phase Ⅱ trial with continuous intravenous infusion of rh-endostatin in combination with dacarbazine as the first-line therapy for metastatic acral melanoma. J Clin Oncol, 2015; 33 (suppl: abstr e20087).

11. Sheng X, Si L, Chi Z, et al. A randomized phase Ⅱ study evaluating the activity of bevacizumab in combination with carboplatin plus paclitaxel in patients with previously untreated advanced mucosal melanoma. J Clin Oncol, 2015; 33 (suppl: abstr e20076).

12. Tang B, Chi Z, Cui C, et al. The efficacy and safety analysis of sunitinib plus temozolomide therapy in patients with metastatic mucosal melanoma. J Clin Oncol, 2015; 33 (suppl: abstr e20043).

13. Li J, Ding Y, Guo Y, et al. 2014 Beijing International Melanoma Congress, Beijing, China, 2014.

14. Si L, Kong Y, Wang X, et al. A phase II study of everolimus for advanced melanoma patients with mTOR mutations. J Clin Oncol, 2015; 33 (suppl: abstr e20007).

15. Li Z, Yu X, Shen J, et al. MicroRNA dysregulation in uveal melanoma: a new player enters the game. Oncotarget, 2015; 6 (7): 4562-4568.

16. Hao M, Song F, Du X, et al. Advances in targeted therapy for unresectable melanoma: new drugs and combinations. Cancer Lett, 2015, 359 (1): 1-8.

17. Hao M, Zhou W, Du X, et al. Novel anti-melanoma treatment: focus on immunotherapy. Chin J Cancer, 2014; 33 (9): 458-465.

中国临床肿瘤学肝胆胰肿瘤 年度研究进展

2014 年 9 月 ~2015 年 8 月

中国临床肿瘤协会青年专家委员会

编　者:方维佳[1]　魏　嘉[2]　劳向明[3]　赵　鹏[1]　蒋微琴[1]　郑　怡[1]
顾　问:秦叔逵[4]
编者单位:1.浙江大学医学院附属第一医院;2.南京大学医学院附属鼓楼医院;3.广州中山大学肿瘤防治中心;4.解放军第八一医院

文献数据由北京大学第一医院图书馆和《中国医学论坛报》提供
本报告由 CSCO 发布,CSCO 青委会和《中国医学论坛报》协助和支持

前　　言

由中国临床肿瘤协会(Chinese Society of Clinical Oncology,CSCO)青委会负责,在《中国医学论坛报》和北京大学第一医院图书馆的协助下,梳理了我国临床肿瘤学肝胆胰肿瘤年度进展,并在 2015 年 CSCO 学术年会上进行了口头汇报。本次系统的总结,一方面有助于发现我国临床研究与国际研究的差距,另一方面也有助于促进国内不同研究机构之间取长补短,为多学科领域融合和交叉借鉴提供重要依据。

第一部分　研　究　方　法

(一) 系统性检索中国 2014 年 9 月至 2015 年 8 月发表的文献

由北京大学第一医院图书馆负责系统检索,数据库来源主要有 EMBASE、Web of Science、Pubmed、Gopubmed 和 Scopus 等。同时,还查阅了 ASCO、ESMO、CSCO 等重要学术会议相关摘要。

(二) 选出临床和转化性研究(部分高影响力的基础研究未纳入)

评估上述系统性检索的文献,根据文献分类及研究类型,筛选得出临床研究或转化性研究相关的文章。此外,收集青委会成员意见,根据他们平时对文献的解读和理解,推出他们认为最重要的文献,进行整合。

(三) 分析各研究机构的主要研究方向

将目前主要的肝胆胰肿瘤临床研究热点进行系统分类,结合各研究机构发表文章的类型,拟梳理各研究机构的主要研究方向。总结、比较其中的异同之处,为各研究机构之间相

互借鉴学习提供参考依据。

第二部分　研究成果概要

汇总 2014 年 9 月 1 日至 2015 年 8 月 31 日所有中国学者发表的、临床研究相关的肿瘤学文章共 24 159 篇,肝胆胰肿瘤领域贡献 2938 篇,占总体 12%,在各大瘤种中排名前五位。

经筛选分析,遴选 124 篇包括临床、基础及转化在内的代表性文章进行采样分析,从发表文章的杂志看(图 1),偏向于基础研究,其中最多的是 *Oncotarget*(IF 6.359)、*Tumor Biololy*(IF 3.611),也有较为熟悉的老牌杂志 *WJG*(IF 2.369)。当然,也有为数不多的数篇文章发表在高影响因子的杂志,如 *GUT*(IF 14.66)、*JCO*(IF 18.43)等。

从发表文章的单位看,发文最多的前十名基本上还是集中在复旦大学、浙江大学、南京医科大学等大单位,综合性机构的研究实力可见一斑(图 2)。

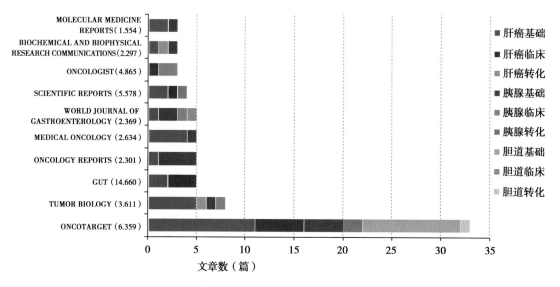

图 1　发表文章较多的杂志(前 10 位)

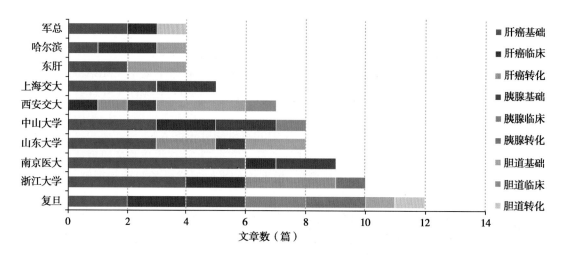

图 2　发表文章较多的单位(前 10 位)

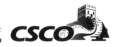

第三部分　主要研究进展

对所有入选的文章,综合分析以下三方面的指标来筛选年度重要研究进展:①文章在高影响因子杂志发表和被学科重要会议列入 oral presentation 或 poster discussion;②文章具有较高临床意义以及可实现性强的少量基础或转化文章;③文章的证据级别(Ⅰ类证据:多中心随机对照研究,有可能改变全球或中国的临床实践;Ⅱ类证据:单中心随机对照研究或较高影响力的转化医学研究;Ⅲ类证据:提出值得探索和争议的新问题研究)。

鉴于肝胆胰肿瘤中国研究的特点,我们将筛选后的文献内容分为放疗、外科及内科中国研究总结,并将经过专家集体讨论后指定的少数几项关键研究,分为重要进展和值得关注的进展,并罗列相关研究者信息、研究概要以及证据级别,分列在文末。

(一)肝胆胰肿瘤放疗中国研究总结

1. 肝癌的放疗

长期的临床实践认为外照射放疗只是对于一部分不能手术的肝内肿瘤有部分作用。但是,随着目前放疗新型模式,如三维适形放疗(3D-CRT)、立体定向放射治疗、调强放疗(IMRT)和近距离放疗等技术的引入,放射治疗在治疗中的应用也越来越广。无法切除的 HCC 的局部疾控率在 71%~100%,被认为是放疗敏感的肿瘤。一些肝癌患者可能因肿瘤位于肝门部或者近大血管,在进行手术时无法保证 >1cm 的安全切缘,从理论上来讲对于这一部分患者术后进行放疗对局部的复发率及患者的远期生存都将有利。来自中国医学科学院肿瘤医院李晔雄教授团队回顾性分析了 181 例肝癌患者,其中 65 例患者术中达到安全切缘(A),而另外 116 例因肿瘤肝门部或近大血管而手术后近切缘的 HCC 患者,33 例术后进行了局部 IMRT(B),83 例未接受局部放疗(C)。生存资料分析显示:各亚组的 3 年生存率分别为 86.0%、89.1% 和 67.7%;无疾病生存率分别为 60.1%、64.2%、52.2%;A、B 两组的疾病控制和生存数据均高于 C 组。该研究提示对于近切缘的肝癌术后患者,IMRT 对于生存及预后均有明显的改善作用[1]。

在放疗的具体计划方面,山东省立医院韩俊庆教授团队研究了接受 TACE 同时联合放疗作为一线治疗的进展期肝癌患者,对比分析了大分割 3D-CRT(6~8Gy/f,48~64Gy)与常规分割 3D-CRT(2Gy/f,60~70Gy)对预后的影响。研究成果显示:接受大分割放疗的患者 1 年生存率为 83.6%,而常规分割患者为 68.8%(P=0.019);接受大分割放疗的患者 3 年生存率为 31.7%,而常规分割患者为 13.9%(P=0.004)。这项研究显示了在放疗联合 TACE 治疗的晚期肝癌患者中,大分割治疗有明显的生存优势[2]。

在过去的 30 年中,低能量放射性核素(如碘 -125、钯 -103)的应用使近距离放射治疗的适应证得以拓宽。来自广东省第二人民医院普外科向国安、陈开运教授团队将 <3cm 的原发性小肝细胞癌患者随机分为射频消融组(RFA)及射频消融联合 125I 粒子植入组(RFA-125I),前瞻性地评价了联合使用 RFA-125I 在局部复发率、生存率以及局部副作用的差异。在本研究入组的 136 例小肝癌的患者中,91 例为乙肝患者,随机分组后两个治疗组各 68 名患者。RFA 组的 1、3 及 5 年复发率为 14.8%、35.3% 及 57.4%;而 RFA-125I 组的 1、3 及 5 年复发率为 4.5%、22.1% 及 39.8%,两组间的复发率差异有统计学意义(P=0.004)。RFA-125I 组的局部及肝内复发率分别为为 7.3%、17.6%,较 RFA 组的 22.0%、32.3% 有显著降低(P=0.041)。

RFA-^{125}I 组的 1、3 及 5 年生存率为 100%、86.7% 及 66.1%；而 RFA 组的 1、3 及 5 年复发率为 95.6%、75.0% 及 47.0%，两组间的生存率差异有统计学意义（P=0.003）。而两组在副作用方面并无明显异常[3]。

2. 胰腺癌的放疗

目前胰腺癌仅有不到 20% 的患者有手术切除的机会，对于胰腺癌的非手术治疗，同步放化疗已显示出一定的治疗优势。来自复旦大学附属肿瘤医院的蒋国梁教授团队回顾性地分析了该团队 69 例有症状接受了 IMRT 治疗的局部晚期或转移性胰腺癌患者[4]。研究发现同步放化疗可以改善由于肿瘤导致的疼痛，最终可以延长这些患者的总生存时间。

（二）肝胆胰肿瘤外科中国研究总结

1. 肝癌

浙大一院郑树森报道，中国提出的杭州标准是国际上首个引入肿瘤生物学特性和病理学特征的移植标准，这是对以往标准局限于肿瘤形态学的巨大突破。研究证实，无论是尸体肝移植还是活体肝移植，符合杭州标准的肝癌受者均获得满意的术后生存率[5]。

西安第四军医大学的陈志南，纳入 127 名 BCLC 0~B 期患者，随机分为射频后序贯美妥昔单抗（碘-131）和单用射频组，结果显示联合序贯组 1 年和 2 年复发率较单用射频组明显降低（56.3% vs. 70.9%），中位无疾病复发期亦有明显延长（17 个月 vs.10 个月，P=0.03）。研究结果提示美妥昔单抗可有效预防射频后的肝癌复发[6]。

重庆第三军医大的冯晓彬回顾性分析了来自 12 个中心的 128 例可切除 BCLC 0-B1 肝癌患者，其中 64 例接受 RFA+ 索拉非尼，另外 64 例仅接受了 RFA 治疗。研究结果显示 RFA+ 索拉非尼组无论是复发率还是 OS 均显著获益[7]。

来自 302 医院的杨永平发表的 RCT，对单个或两个肝脏肿瘤（直径 <4cm），进行冷冻或消融的对照研究，初始研究终点为 3 年的肿瘤局部进展情况及安全性。结果显示，冷冻治疗组的 1、2、3 年肿瘤局部进展率为 3%、7% 和 7%；而射频治疗组的 1、2、3 年局部进展率为 9%、11% 和 11%（P=0.043）。而在安全性及 5 年生存率方面，二者无明显差异。该研究认为冷冻治疗在控制肿瘤局部进展方面效果要优于射频治疗[8]。

广州中山大学的 Zheng Z 分析了来自 13 个随机对照研究和 35 个观察性研究的共 4747 例患者的数据，认为术后辅助治疗对照单纯手术可以提高生存，亚组分析认为仅仅 TACE 带来了生存获益[9]。

吉林省肿瘤医院的王徽将 125 位局部晚期肝细胞肝癌患者随机分为局部治疗组以及局部治疗联合三氧化二砷静脉治疗，结果显示，局部治疗联合三氧化二砷静脉治疗抑制肝外转移，改善患者的总生存[10]。

四川肿瘤医院的陈晶分析了 TACE 联合舒尼替尼对照单纯 TACE 在晚期肝癌中的疗效。结果显示其 OS、TTP 均显著改善[11]。

东方肝胆医院的杨平华等针对肝癌的不同分期分型及治疗方式，建立预后列线图模型（nomogram），预测不同分期分型肝癌患者行手术或 TACE 治疗的预后，并为后续的个体化治疗方案提供参考，具有临床实用价值[12]。

2. 胰腺癌

彭承宏等前瞻性对比机器人辅助腹腔镜行胰十二指肠切除与传统开腹手术的效果，分

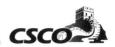

别纳入 60 例及 120 例患者,结果发现前者在术后康复方面显著由于后者,对于恶性肿瘤,R0切除率、OS 及 DFS 两者无显著差别,研究者认为,机器人辅助腹腔镜手术治疗部分胰腺肿瘤患者在术后恢复方面有一定优势[13]。

(三) 肝胆胰肿瘤内科中国研究总结

1. 晚期肝癌

来自复旦大学中山医院叶胜龙教授的多中心随机对照试验共入组 871 例接受索拉非尼治疗的晚期肝癌患者,该研究表明预防性使用尿素软膏可以显著减少用药 12 周手足综合征发生率,显著推迟手足综合征首次发生时间从而大大改善患者生活质量[14]。

来自解放军第八一医院的秦叔逵教授继续公布了 EACH 研究中国人群的数据。该数据表明,FOLFOX4 显著改善中国人群晚期肝癌患者的 RR,DCR 以及患者生存[15]。

来自西安第四军事医科大学的 Yan Zhao 对其团队 606 例中期肝癌患者进行了回顾性分析,该研究并未达到研究的主要终点 OS,但值得我们关注的是,该研究根据用药后 2 个月内是否发生索拉非尼相关皮肤损害,将联合治疗组患者分为应答组及无应答组。研究结果显示,在目前尚无明确疗效预测因子的情况下,索拉非尼相关皮损可以作为药物的临床疗效预测因素。202 例联合治疗组,83 例患者使用索拉非尼治疗后 2 个月内发生 2 度皮损,进一步分层分析表明,索拉非尼应答组较单纯 TACE 组可以改善患者的生存[16]。

作为组蛋白去乙酰化酶抑制剂可能抑制 DNA 修复肿瘤细胞和促进化疗的疗效。来自中国台湾"国立阳明大学"台北荣民总医院的 Jin-Hwang Liu 发起一项单臂随机Ⅱ期临床试验,探索丙戊酸和肼屈嗪调节的吉西他滨联合顺铂序贯多柔比星(阿霉素)联合达卡巴嗪在晚期进展期肝癌中的疗效。该研究共入组 31 例患者,丙戊酸和肼屈嗪的使用,降低了化疗药物的剂量。组蛋白去乙酰化酶抑制剂调节后的 GP 方案可以改善晚期肝癌的总生存,其毒副作用可以耐受[17]。

2. 肝癌术后辅助治疗

上海东方肝胆医院的学者黄罡对其团队在 2007 年 5 月至 2008 年 6 月行 R0 切除术后的 200 例 HBV 相关肝癌患者进行了前瞻性的随机对照分析,发现术后抗病毒治疗降低肝癌复发率,显著提高患者的总体生存[18]。

来自温州医学院的学者对 2014 年 3 月 31 日之前的相关文献进行 meta 分析,发现:包括 IFN、化疗,介入及细胞免疫治疗在内的 4 种辅助治疗,仅 IFN 显著改善患者的 5 年生存,其他均无生存获益,反而降低远期生存率[19]。

3. 肝癌一级预防

来自浙江省肿瘤医院的 Yang Y 将 1956—2014 年间相关文献进行 meta 分析,分析水果、蔬菜的日消耗量与肝癌发生风险之间的关系,结果证实蔬菜摄入量≥100g/d 降低肝癌发生率[20]。

体质指数增加肝癌风险已有研究,而今年,来自中国台湾的研究者 Li CI 利用回顾性队列研究证实 2 型糖尿病也为肝癌的高风险人群[21]。

另有中国台湾学者证实降糖药物二甲双胍与降脂药物斯达汀联合用药可以降低 2 型糖尿病患者的肝癌风险[22]。

4. 晚期胆系肿瘤

上海中山医院的 Zhao Q 等研究了吉西他滨联合奥沙利铂 TACE 术治疗进展期胆系肿

瘤的有效性及安全性，65 例患者中，19 例（29.2%）达到 PR，36 例（55.4%）为 SD，10 例（15.4%）为 PD，ORR 率为 29.2%，中位 OS 为 12.0 个月（95%CI 8.5~15.5），整体安全性可控[23]。

5. 胆系肿瘤术后

对于肝内胆管癌而言，上海中山医院 Chen Q 等则研究了术前血小板 / 淋巴细胞的比值与肝内胆管癌患者预后之间的相关性，他们发现，以 123 为 cut-off 值，升高组 5 年生存率及无复发率为 30.3% 及 28.9% 显著低于降低组的 46.2% 及 39.4%（P=0.0058 及 P=0.0153），且升高比值与肿瘤大小相关[24]。

6. 晚期胰腺癌

军事医学科学院附属 307 医院的徐建明教授上发表了我国唯一一个多中心的胰腺癌 Ⅱ 期临床试验文章。该研究将 92 例经吉西他滨一线治疗失败的晚期胰腺癌患者，随机分到 S-1 组和 S-1 加口服亚叶酸钙（SL）组。结果两组在主要观察终点 6 个月生存率分别为 40% 和 49%，中位生存时间分别为 5.5 个月和 6.3 个月，中位无进展生存时间分别为 1.9 个月和 3.0 个月，总有效率分别为 4.7% 和 8.3%，均无统计学意义，以上说明加用亚叶酸钙并不提高 S-1 二线治疗晚期胰腺癌的疗效，反而加重了 3~4 度消化道毒副反应[25]。

湖北荆州市肿瘤医院放化疗科在杂志报道，针对局部晚期胰腺癌先接受两周期吉西他滨和 S-1 联合方案化疗，2 周后 S-1 联合调强适形放疗（IMRT）进行同步放化疗，最后用 S-1 维持治疗直至疾病进展。在 32 例患者中，有 12 例 患者（53.1%）达到 PR，9 例 SD（28.1%），6 例 PD（18.8%），无进展生存时间和总生存时间分别达到了 9.3 个月和 15.2 个月，1 年和 2 年的生存率分别为 75% 和 34.4%，且没有出现 4 度毒副反应和治疗相关死亡，说明这一治疗模式在局部晚期胰腺癌中安全有效[26]。

7. 胰腺癌术后

复旦大学胰腺肿瘤研究所虞先濬在将 PET/CT 进行三维重建定义肿瘤代谢负荷预测可切除胰腺癌预后的工作基础上，发现肿瘤代谢负荷与胰腺癌的原癌基因改变（如 KRAS、TP53、CDKN2A/p16、SMAD4/DPC4）和肿瘤标志物 CA199、CA125 密切相关，对评估胰腺癌治疗有效率和肿瘤进展有临床价值[27]。

北京协和医院临床检验科崔巍报道，联合 CK、CD45 和 CEP8 免疫原位荧光杂志的方法鉴定胰腺癌循环肿瘤细胞，敏感性和特异性分别达 68.18% 和 94.87%。同时发现循环肿瘤细胞通常在术后 3 天减少，但在多数患者术后 10 天呈升高趋势。经过 1 年半的随访，循环肿瘤细胞阳性的患者出现转移，生存率明显下降[28]（表 1 和表 2）。

表 1　肝胆胰肿瘤领域的重要进展

作者	研究机构	研究概要	出版刊物	影响因子	对临床实践的意义	证据级别
郑树森	浙江大学附属第一医院	无论是尸体肝移植还是活体肝移植，符合杭州标准的肝癌受者均获得满意的术后生存率	GUT	11.336	肝移植杭州标准可使更多的肝癌患者从肝移植中获益。	Ⅱ

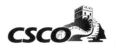

表2　肝胆胰肿瘤领域 值得关注的进展

作者	研究机构	研究概要	出版刊物	影响因子	对临床实践的意义	证据级别
叶胜龙	复旦大学中山医院	预防性使用尿素软膏可以显著减少索拉菲尼肝癌用药12周手足综合征发生率,显著推迟手足综合征首次发生时间	J Clin Oncol	18.428	预防性使用尿素软膏可明显改善患者生活质量	I
徐建明	307医院	加用亚叶酸钙并不提高S-1二线治疗晚期胰腺癌的疗效,反而加重了3~4度消化道毒副反应	Oncologist	4.865	S-1联合使用亚叶酸钙二线治疗晚期胰腺癌无明显疗效优势,并增加毒性。	I

第四部分　总　结

　　肝胆胰肿瘤多学科综合诊治面临较多挑战,国内学者的研究成果以基础性文章为主,前瞻性的随机设计临床研究还是十分缺乏,亟待多中心协同创新研究,为中国肝胆胰肿瘤患者提供更多的帮助。

致　谢

　　感谢北京大学第一医院图书馆和《中国医学论坛报》为本文提供了系统的数据检索!感谢CSCO青年委员会肝胆胰肿瘤组所有成员的共同努力!

参 考 文 献

1. Wang WH,Wang Z,Wu JX,et al:Survival benefit with IMRT following narrow-margin hepatectomy in patients with hepatocellular carcinoma close to major vessels. Liver Int,2015,35(12):2603-2610.

2. Wang C,Li S,Sun A,et al. The comparison of outcomes between hypofractionated and conventional 3D-CRT regimens used in combination with TACE as first-line treatment of advanced hepatocellular carcinoma. Tumour Biol,2015,36:4967-4972.

3. Chen K,Chen G,Wang H,et al. Increased survival in hepatocellular carcinoma with iodine-125 implantation plus radiofrequency ablation:a prospective randomized controlled trial. J Hepatol,2014,61:1304-1311.

4. Wang Z,Ren ZG,Ma NY,et al. Intensity modulated radiotherapy for locally advanced and metastatic pancreatic cancer:a mono-institutional retrospective analysis. Radiat Oncol,2015,10:14.

5. Xu X,Lu D,Ling Q,et al. Liver transplantation for hepatocellular carcinoma beyond the Milan criteria. Gut,2015.

6. Bian H,Zheng JS,Nan G,et al. Randomized trial of[131I]metuximab in treatment of hepatocellular carcinoma after percutaneous radiofrequency ablation. J Natl Cancer Inst,2014,106(9).

7. Feng X,Xu R,Du X,et al. Combination therapy with sorafenib and radiofrequency ablation for BCLC Stage 0-B1 hepatocellular carcinoma:a multicenter retrospective cohort study. Am J Gastroenterol,2014,109:1891-1899.

8. Wang C,Wang H,Yang W,et al. Multicenter randomized controlled trial of percutaneous cryoablation versus radiofrequency ablation in hepatocellular carcinoma. Hepatology,2015,61:1579-1590.

9. Zheng Z,Liang W,Wang D,et al. Adjuvant chemotherapy for patients with primary hepatocellular carcinoma:a meta-analysis. Int J Cancer,2015,136:E751-759.

10. Wang H, Liu Y, Wang X, et al. Randomized clinical control study of locoregional therapy combined with arsenic trioxide for the treatment of hepatocellular carcinoma. Cancer, 2015, 121: 2917-2925.

11. Chen J, Zhou C, Long Y, et al. Sunitinib combined with transarterial chemoembolization versus transarterial chemoembolization alone for advanced-stage hepatocellular carcinoma: a propensity score matching study. Tumour Biol, 2015, 36: 183-191.

12. Yang P, Qiu J, Li J, et al. Nomograms for Pre- and Postoperative Prediction of Long-term Survival for Patients Who Underwent Hepatectomy for Multiple Hepatocellular Carcinomas. Ann Surg, 2016, 263 (4): 778-786.

13. Chen S, Chen JZ, Zhan Q, et al. Robot-assisted laparoscopic versus open pancreaticoduodenectomy: a prospective, matched, mid-term follow-up study. Surg Endosc, 2015, 29: 3698-3711.

14. Ren Z, Zhu K, Kang H, et al. Randomized controlled trial of the prophylactic effect of urea-based cream on sorafenib-associated hand-foot skin reactions in patients with advanced hepatocellular carcinoma. J Clin Oncol, 2015, 33: 894-900.

15. Qin S, Cheng Y, Liang J, et al. Efficacy and safety of the FOLFOX4 regimen versus doxorubicin in Chinese patients with advanced hepatocellular carcinoma: a subgroup analysis of the EACH study. Oncologist, 2014, 19: 1169-1178.

16. Zhao Y. A multicenter cohort study on transarterial chemoembolization with or without sorafenib for intermediate-stage hepatocellular carcinoma: Reconsidering combination-therapy trial design. ASCO 2015 4080, 2015.

17. Liu J-H. Valproic acid and hydralazine-modulated gemcitabine and cisplatin followed by doxorubicin in advanced hepatocellular carcinoma: A phase II study. ASCO e15119, 2015.

18. Huang G, Lau WY, Wang ZG, et al. Antiviral therapy improves postoperative survival in patients with hepatocellular carcinoma: a randomized controlled trial. Ann Surg, 2015, 261: 56-66.

19. reduces risk for hepatocellular carcinomaZhu GQ, Shi KQ, Yu HJ, et al. Optimal adjuvant therapy for resected hepatocellular carcinoma: a systematic review with network meta-analysis. Oncotarget, 2015, 6: 18151-18161.

20. Yang Y, Zhang D, Feng N, et al. Increased intake of vegetables, but not fruit, reduces risk for hepatocellular carcinoma: a meta-analysis. Gastroenterology, 2014, 147: 1031-1042.

21. Li CI, Chen HJ, Lai HC, et al. Hyperglycemia and chronic liver diseases on risk of hepatocellular carcinoma in Chinese patients with type 2 diabetes—National cohort of Taiwan Diabetes Study. Int J Cancer, 2015, 136: 2668-2679.

22. Chen HH, Lin MC, Muo CH, et al. Combination Therapy of Metformin and Statin May Decrease Hepatocellular Carcinoma Among Diabetic Patients in Asia. Medicine (Baltimore), 2015, 94: e1013.

23. Zhao Q, Qian S, Zhu L, et al. Transcatheter arterial chemoembolization with gemcitabine and oxaliplatin for the treatment of advanced biliary tract cancer. Onco Targets Ther, 2015, 8: 595-600.

24. Chen Q, Dai Z, Yin D, et al. Negative impact of preoperative platelet-lymphocyte ratio on outcome after hepatic resection for intrahepatic cholangiocarcinoma. Medicine (Baltimore), 2015, 94: e574.

25. Ge F, Xu N, Bai Y, et al. S-1 as monotherapy or in combination with leucovorin as second-line treatment in gemcitabine-refractory advanced pancreatic cancer: a randomized, open-label, multicenter, phase II study. Oncologist, 2014, 19: 1133-1134.

26. Ke QH, Zhou SQ, Yang JY, et al. S-1 plus gemcitabine chemotherapy followed by concurrent radiotherapy and maintenance therapy with S-1 for unresectable pancreatic cancer. World J Gastroenterol, 2014, 20: 13987-13992.

27. Shi S, Ji S, Qin Y, et al. Metabolic tumor burden is associated with major oncogenomic alterations and serum tumor markers in patients with resected pancreatic cancer. Cancer Lett, 2015, 360: 227-233.

28. Zhang Y, Wang F, Ning N, et al. Patterns of circulating tumor cells identified by CEP8, CK and CD45 in pancreatic cancer. Int J Cancer, 2015, 136: 1228-1233.

中国临床肿瘤学泌尿系统肿瘤
年度研究进展

2014 年 9 月~2015 年 8 月

中国临床肿瘤协会青年专家委员会

编　　者：代恩勇[1]　刘卓炜[2]

顾　　问：吴一龙[3]　李　进[4]　周芳坚[5]

编者单位：1. 吉林大学中日联谊医院；2. 中山大学附属肿瘤医院；3. 广东省人民医院；4. 上海天佑医院；5. 中山大学附属肿瘤医院

文献数据由北京大学第一医院图书馆和《中国医学论坛报》提供

前　言

泌尿系统肿瘤是以肾癌、尿路上皮癌、膀胱癌、前列腺癌为组的系统肿瘤，同时还有睾丸癌、阴茎癌等少见肿瘤，回首过去一年，国内外基础及临床研究学者在相关领域取得了一系列的研究成果，分析看，目前研究进展最快的是肾癌、前列腺癌及膀胱癌。

由中国临床肿瘤协会（Chinese Society of Clinical Oncology，CSCO）青委会泌尿系统肿瘤组负责，在中国医学论坛报和北京大学第一医院图书馆的协助下，梳理了我国临床肿瘤学泌尿系统肿瘤度进展，并在 2015 年 CSCO 学术年会上进行了口头汇报。系统的总结相关研究成果，可以反映我国学者在相关领域作出的贡献，同时发现我国临床研究与国际研究的差距，为明确研究方向，提高研究质量，参与国际合作提供有益参考。

第一部分　研 究 方 法

（一）系统性检索中国 2014 年 9 月至 2015 年 8 月发表的文献

由北京大学第一医院图书馆负责系统检索，数据库来源主要有 EMBASE、Web of Science、Pubmed、Gopubmed 和 Scopus 等。以 "（Urology cancer［MeSH Terms］）AND（"2014/9/1"［Date - Publication］to "2015/8/31"［Date - Publication］）AND China［Affiliation］" 作为检索词。同时，还查阅了泌尿系统肿瘤领域重要的学术会议摘要及重点杂志：美国泌尿外科学会（American Urological Association，AUA），http://www.aua2015.org/abstracts/searchabstracts.cfm；欧洲泌尿外科学会（European Association of Urology，EAU）http://uroweb.org；亚洲泌尿外科学会年会（UAA）http://12thacuinformation.com/；杂志：*Urology*，*Journal of Urology*，*British Journal of Urology* 等。

（二）选出临床和转化性研究

评估上述系统性检索的文献,根据文献分类及研究类型,筛选得出临床研究或转化性研究相关的文章。此外,收集青委会成员意见,根据他们平时对文献的解读和理解,推出他们认为最重要的文献,进行综合。

（三）参考影响因子、文章被引用频次和对临床实践的影响挑选文献

结合文章在 Scopus 记录的引用频次和所在杂志的影响因子挑选重要文献。同时逐一阅览,评估其对临床实践的影响。

第二部分　研究成果概要

汇总 2014 年 9 月 1 日至 2015 年 8 月 31 日所有中国学者发表的、临床研究相关的肿瘤学文章共 24 159 篇,泌尿系统领域贡献 3213 篇,占总体 13%,仅次于乳腺癌及肺癌。文献检索 20 种重点杂志 36 篇,专科会议及杂志 61 篇。

（一）研究机构及作者的文章发表数量排名

共检索到 493 个研究单位发表文献,汇总发表文章量最多的 20 个研究机构,如表 1 所示。其中位居前 3 位的分别是复旦大学、上海交通大学、中山大学。这一排名结果与我们平时的认知及上面的作者排名是相吻合的。值得注意的是前 20 名单位共表文献 1441 篇,占总数 51.74%,在有文献发表的 493 个单位中,10 篇以上单位共 48 所（表 1）。

表 1　2014—2015 年度国内研究机构泌尿系统肿瘤文献发表情况

次序	单位	发表数	次序	单位	发表数
1	复旦学报	143	11	中国医科大学	64
2	上海交通大学	132	12	吉林大学	58
3	中山大学	99	13	中国科学院	56
4	南京医科大学	99	14	西安交通大学	53
5	北京大学	84	15	南京大学	50
6	山东大学	83	16	同济大学	47
7	中南大学	76	17	天津医科大学	46
8	四川大学	75	18	第二军医大学	46
9	浙江大学	70	19	第四军医大学	46
10	华中科学技术大学	70	20	哈尔滨医科大学	44

从个人作者发表文献的引用情况看,被引频次均达 5 次以上（表 2）,多数在发表当年就超出其所在杂志的影响因子,反映出相关文章质量较高,具有相关的科学性,在所有 3212 篇文章中,引用次数非 0 次的共 698 篇,达 21.72%。

（二）文章发表数量与杂志影响因子分析

分析国内发表泌尿系统肿瘤文献量前 20 名的杂志及其影响因子,如图 1 所示,中国研究者文章主要集中发表于影响因子小于 5 分的杂志,其中 *International Journal of Cancer* 杂志中发表文章数量最高。进一步分析肿瘤学 20 种杂志中同内学者发表文章数目,高质量的杂志,如 *NEJM*、*Lancet*、*Science* 等,去年我国泌尿系统肿瘤文献还是空白,是今后需要努力的方向。

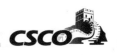

表 2 2014—2015 年度泌尿系统肿瘤文献引用情况

	第一作者	通讯作者	通讯作者单位	题目	类型	被引次数	期刊	影响因子
1	Zhang, C	Liu, S	中国医学科学院	ROCK has a crucial role in regulating	基础	8	ONCOGENE	8.459
2	Li, W	Zheng, JH	同济大学,上海市第十人民医院	Downregulated miR-646 in clear cell	基础	8	BRITISH JOURNAL OF CANCER	4.836
3	Wang, Furan	Wang, FR	宁波市妇儿童医院	Body mass index and risk of renal cell	临床	7	INTERNATIONAL JOURNAL OF CANCER	1.958
4	Xu, Le	Lin, ZM	复旦大学,中山医院	Prognostic Value of Diametrically Polarized	临床	7	ANNALS OF SURGICAL ONCOLOGY	3.93
5	Chu, Haiyan	Zhang, ZD	南京医科大学	Identification of novel piRNAs in bladder	基础	6	CANCER LETTERS	5.621
6	Wang, Hai Tao	Wang, HT	天津医科大学,肿瘤医院	Neuroendocrine Prostate Cancer (NEPC)	基础	5	JOURNAL OF CLINICAL ONCOLOGY	18.424
7	Zhang, Yiming	Huang, H	中山大学,附属第二医院	Activation of Nuclear Factor kappa B Pathway	基础	5	CANCER	4.889
8	Tong, Shi-Jun	Qu, LX	复旦大学,华山医院	microRNA-181 promotes prostate cancer	基础	6	EXPERIMENTAL AND THERAPEUTIC	1.269
9	Yu, Gan	Xu, H	华中科技大学,同济医院	miRNA-34a Suppresses Cell Proliferation	基础	5	JOURNAL OF UROLOGY	4.471
10	Su, Boxing	Zhang, ZQ	北京大学,北京肿瘤医院研究所	Let-7d suppresses growth, metastasis	基础	5	MOLECULAR CANCER	4.257

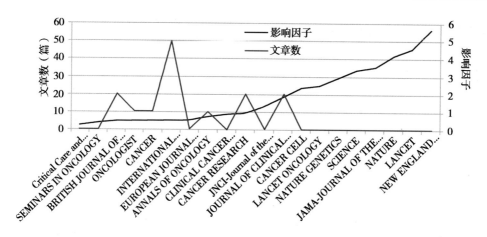

图1　20种重点杂志影响因子及发表泌尿系统肿瘤文章数量

第三部分　主要研究进展

对所有入选的文章,综合分析以下三方面的指标来筛选年度重要研究进展:①文章发表杂志的影响因子和单篇文章的被引用频次;②文章是否被学科重要会议列入oral presentation或poster discussion;③文章的证据级别(Ⅰ类证据:多中心随机对照研究,有可能改变全球或中国的临床实践;Ⅱ类证据:单中心随机对照研究或较高影响力的转化医学研究;Ⅲ类证据:提出值得探索和争议的新问题研究)。

同时,对所有入选文章进行系统分析,可将中国泌尿系统肿瘤临床研究按肿瘤进行大致分类,以外科治疗、内科治疗及其他方向为顺序过行梳理。下面将从以下4个方面,逐一详细介绍我国泌尿系统肿瘤研究进展。

(一)尿路上皮癌

尿路上皮癌在我国一直处于泌尿系发病率首位的肿瘤。在膀胱癌的早期诊断方面,华中科技大学同济医院的叶章群等发起了一项前瞻性、随机、多中心研究[1]:"使用窄带成像的膀胱镜检和白光成像的镜检在发现非肌层浸润性膀胱癌的比较",这是一项由全国各地8个大型的中心共同参与的临床研究,在384例患者中,78例确诊尿路上皮癌(UC)。NBI和WLI的敏感度分别为97.70%、66.67%,分别为(P<0.0001);特异性分别为50%和25%,假阳性率分别为50%和75%。基于在300份活检标本,NBI和WLI敏感性分别为98.80%和75.45%(P<0.0001)。这些结果表明,与白光膀胱镜检查的比较,在早期膀胱肿瘤和原位癌(CIS)的检出率中,NBI具有敏感度高、特异度高。

非肌层浸润性膀胱癌的手术治疗以经尿道肿瘤切除为主,随着激光切除术的临床应用,与传统的经尿道膀胱肿瘤切除术(TURBt)进行对比成为外科医生关注的方向。上海第六人民医院学者Xin-Ru Zhang发起的随机前瞻性研究中,400例Ta和T1期膀胱癌患者,随机分为经尿道膀胱肿瘤切除术(TURBt)或激光汽化切除术(lvrbt),结果使用2μm连续铥激光治疗原发NMIBC可行和有效的[2]。

中山大学附属第一医院陈俊星等发起的2微米连续激光对初发的非肌层浸润性膀胱癌的整块切除的随机对照研究[3],入组142例病人,激光组和电切组按1∶1对照研究。在随访18个月后,激光没有减少肿瘤复发的比率,但是激光组T1级别肿瘤更多。激光切除使清晰

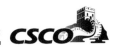

和完整的肿瘤基底容易获得,可使病理学家区分 T 分期膀胱癌更容易。非肌层浸润性膀胱癌中 T1 高级别病例具有肿瘤易复发易进展的特点,50%~70% 的患者最终需要接受膀胱癌根治术,中山大学肿瘤防治中心周芳坚等 40 例接受经尿道膀胱肿瘤电切,病理证实为 T1 高级别的患者,行 3 程辅助动脉化疗,81% 的患者最终保留膀胱,疗效优于文献报道的 BCG 治疗组;与同期 58 例接受膀胱癌根治术的 T1 高级别对比,两组患者的 5 年肿瘤特异性生存上无差别。

膀胱癌根治术是治疗肌层浸润性膀胱癌的金标准,北京大学第一医院泌尿外科周利群等研究单中心 522 例膀胱尿路上皮癌膀胱根治性切除术后淋巴结转移特点,最常见的淋巴结转移部位为髂内、闭孔淋巴结,淋巴结转移与肿瘤分级和分级呈正相关[4]。目前局部晚期膀胱癌的术后辅助治疗尚缺乏有力的研究,中山大学肿瘤防治中心周芳坚等报道初步结果[5],98 例局部晚期膀胱癌患者,48 例接受辅助动脉化疗,50 例密切随访观察。T3N0M0 29 例,T4N0M0 15 例,TxN+M0 54 例,中位随访时间 41 个月(2~94 个月),动脉化疗组的 OS,PFS 优于对照组($P<0.002$);分为淋巴结转移阳性亚组和淋巴结转移阴性亚组,动脉化疗组的 PFS 均优于对照组($P<0.05$)。动脉化疗组主要的毒性反应为血液学毒性 II 级 11/50(22.9%),III 级 6/50(12.5%),IV 级 1/50(2%)

上尿路上皮肿瘤术后,膀胱尿路肿瘤复发及治疗是值得关注的问题。北京大学第一医院周利群分析了"上尿路尿路上皮癌肾输尿管切除术后膀胱内复发的模式及风险因素"[6],发现膀胱肿瘤复发的平均间隔时间为术后 15 个月(范围:2.0~98.0 个月),复发的两高峰在术后 4~6 个月和 17~19 个月。肿瘤分级、肿瘤多发,原位癌和肿瘤位于输尿管下段是显著的危险因素,伴随原位癌的患者倾向于发展为膀胱复发。

(二)前列腺癌

2014—2015 年,晚期前列腺癌的一线治疗发表了系列研究成果,尤以 STAMPEDE 研究受到关注,它是目前前列腺癌最大宗的随机对照临床试验,ASCO 年会公布的其晚期前列腺癌一线去势治疗联合多西他赛化疗和(或)唑来膦酸的初步结果,其结果是继去年 E3805-CHAARTED 研究之后再次证明一线去势联合早期多西他赛化疗显著改善晚期前列腺癌生存,而联合唑来膦酸并未能显著改善总生存,从而改变了前列腺癌 2015 ESMO Guidelines。我国学者对前列腺癌研究的临床文章也有报道。

靶向治疗是目前肿瘤精准治疗的重要组成,与细胞毒性药物结果的综合治疗疗效如何,Gou XM 等对相关临床试验过行了荟萃分析[7],对包括 Dasatinib、Zibotentan、Astrasentan、Aflibercept、Bevacizumab 在内和靶向药物与多西他赛的联合治疗的 5886 例患者的荟萃分析中发现,加入分子靶药物对晚期前列腺癌的治疗并无 OS 改善,并且增加了治疗相关毒性,其中仅在在贝伐单抗与化疗联合组,PFS 有所获益。

多西他赛是晚期前列腺癌化疗的首选细胞毒药物,能否有其他细胞毒药物达到相关或类似的疗效,用以作为二线或多西他赛禁忌患者的治疗方案,我国学者 ying-hao sun 等发表了米托蒽醌与多西他赛头对头的 III 期临床 RCT 研究[8],共纳入患者 232 例,分别采用多西他赛联合泼尼松及米托蒽醌联合泼尼松的化疗,结果显示 OS 分别为 21.88 个月及 13.6 个月,PSA 反应率分别为 35.1% 及 19.39%,虽米托蒽醌不能取代多西他赛的化疗一线标准治疗地位,但也有一定了临床获益,有可作为多西他赛耐药或禁忌患者的替代方案而予临床应用。

(三)阴茎癌研究

目前各大临床指南中,采用 AJCC 分期系统较多,阴茎癌的淋巴结转移情况与预后相关性强,Han H 等通过对 111 例阴茎癌患者的 N 分期研究[9],提出的 AJCC 7.0 基础上的调整分期系统,通过对新系统与 AJCC 7.0 版 N 分期对比发现,pN1、pN2 和 pN3 的 3 年 DSS,按 AJCC 7.0 版为 89.6%、65.9% 和 33.6%,调整后分期分别为 90.7%、60.5% 和 31.4%,两者的差异具有统计学上的显著性,为将为指南的制定提供的有益的资料。

(四) 肾癌的研究

随着生活水平及保健意识的提高,早期肾癌的发现率明显提高,使得保留肾单位的手术,射频消融技术应用更加广泛。Gou HQ 等为明确射频消融技术与保留肾单位的手术的肾部分切除术疗效差异,进行了 RCT 的临床研究[10],共入组 268 例患者,以 5 年的 OS 及 DFS 作为观察指标,随机分为手术组及射频治疗组,5 年 OS 分别为 90.2%、93.2%,5 年 DFS 分别为 86.7%、88.5%,两者远期疗效相当,为肾癌射频消融术局疗早期治疗提供了重要的临床依据。

晚期肾癌已进入靶向药物时代,目前国外已有 13 种以上的审批药物应用于临床,国内也有 7 种获得批准上市的靶向药物,结合最新的免疫检定点调控治疗,可使晚期肾癌的生存期达到 50 个月以上,我国学者近一年内也发表了系列高水平的临床研究。

在晚期肾癌(mCRC)一线治疗研究中,周利群发表了 140 例我国肾透明细胞癌应用 sorafenib 治疗的单臂疗效分析[11],其 mOS 达 24 个月,mPFS 达 16 个月,中位随访时间 32 个月,与国外的研究取得的类似的结果,其 mPFS 更长,在亚裔人群中证实了 sorafenib 对晚期肾透明细胞癌的疗效。

靶向药物在 mCRC 二线治疗中仍能起到疗效,秦叔逵等对 axitinib 与 sorafenib 二线治疗 mCRC 进行疗研究[12],入组 232 例患者,axitinib 5mg bid,sorafenib 400 mg bid,以 PFS 为主要疗效观察指标,结果显示,axitinib 组与 sorafenib 组相比,PFS:6.5 个月 vs. 4.8 个月,$P=0.05$;ORR:23.7% vs. 10.1%。首次在我国人群中证实了二线应用 axitinib 的疗效不次于 sorafenib,可为中国肾癌指南提供重要依据。

靶向药物三线治疗 mRCC 疗效如何,我国学者郭军教授主持的研究达到了国内外领先进水平,于 2015 年 ASCO 中发表了应和贝伐单抗联合 sorafenib 治疗 3 线 mRCC 初步结果,入组 33 例二线治疗进展的肾透明细胞癌,通过对贝伐单抗联合 sorafenib(BEV+)组与单药 sorafenib(SOR)组疗效,以 PFS 及 OS 为主要观察指标,发现 PFS:6.5 个月 vs. 3.5 个月,$P=0.120$,加入 BEV 后,三线治疗仍有部分患者达到近 6 个月的 PFS,为晚期肾癌多线治疗提供了重要依据。

第四部分 总 结

综上所述,过去的一年,我国泌尿系统肿瘤临床研究取得了多项成果,但尚无入选本年度 CSCO 重大研究进展的成果,结合相关研究的证据级别,对临床实践的影响,我们将解放军第八一医院秦叔逵发表的 axitinib 二线治疗 mCRC 研究,第二军医大学孙颖浩发表的晚期前列腺癌米托蒽醌与多西他赛比较,南京大学郭宏骞射频消融技术应用在早期肾癌中应用作为本年度泌尿系统值得关注的研究,另有 10 余篇研究入选本年度新观点或探索性研究。

随着以阿比特龙等二线 CPRC 前列腺癌治疗药物的应用,以免疫检定点药物在肾癌临床试验的开展、机器人手术在泌尿系统肿瘤术中的成熟,泌尿系统肿瘤 MDT 模式全国的推广,相信在新的一年里,我国学者还会有更多精彩的研究结果发布,期待以多中心合作、多学科理念、精准靶向治疗为代表的临床研究会越来越多(表 3)。

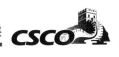
表3 泌尿系统肿瘤领域重要进展

作者	研究机构	研究概要	出版刊物	影响因子	对临床实践的意义	证据级别	入选级别
Xin-Ru Zhang	上海第六人民医院	膀胱镜下铥激光切除术疗效	Photomedicine and Laser Surgery	1.56	证实铥激光治疗原发NMIBC可行利有效	2级,单中心RCT	新观点或探索性研究
叶章群	华中科技大学同济医院	膀胱镜窄带成像早期诊断技术	WORLD JOURNAL OF UROLOGY	2.666	NBI敏感度,特异度高于WLI	2级,单中心RCT	新观点或探索性研究
陈俊星	中山大学附属第一医院	膀胱镜激光切除与电切比较	WORLD JOURNAL OF UROLOGY	2.666	激光较电切易于取出完整瘤块,使病理学T分期更容易	2级,单中心RCT	新观点或探索性研究
周芳坚	中山大学肿瘤防治中心	膀胱癌辅助动脉灌注对保留膀胱价值	Scientific Reports	2.86	T1期保膀胱疗效优于报道BCC者	3级,单中心回顾性研究	新观点或探索性研究
周利群	北京大学第一医院	膀胱根治性切除术后淋巴结转移特点与预后	Journal of the Formosan Medical Association	2.891	提出膀胱癌淋巴转移特点	3级,单中心回顾性	新观点或探索性研究
周利群	北京大学第一医院	上尿路尿路上皮癌膀胱内复发的模式及风险因素		3.21	发现复发时间规律及危险因素特点	3级,回顾性	新观点或探索性研究
韩辉	中山大学肿瘤防治中心	阴茎癌N分期调整	Oncology	2.422	新系统与AJCC 7.0版N分期预后价值更精确	2级	新观点或探索性研究
周利群	北京大学第一医院	国人晚期肾癌一线sorafenib疗效	medicine	5.723	证实sorafenib IV期有效性评估	3级	新观点或探索性研究
郭军	北京大学肿瘤医院	贝伐单抗联合sorafenib治疗三线mRCC	ASCO 2015	—	加入贝伐单抗后,三线部分患者可有近6个月的PFS	2级,单中心	新观点或探索性研究

续表

作者	研究机构	研究概要	出版刊物	影响因子	对临床实践的意义	证据级别	入选级别
秦叔逵	中国人民解放军第八一医院	axitinib 二线治疗 mCRC	Oncotargets and therapy	2.311	证实二线应用 axitinib 的疗效不次于 Sorafenib	1级,多中心,RCT	值得关注
孙颖浩	第二军医大学	晚期前列腺癌米托蒽醌与多西他赛比较	Science & Technology - Other Topics	1.69	多西他赛联合泼尼松疗效强于米托蒽醌	2级,多中心 RCT	值得关注
郭宏骞	南京大学	射频消融技术在早期肾癌中应用	Urology & Nephrology	1.519	射频消融技术与手术价值相当	2级,单中心 RCT	值得关注

1 级证据的文献:多中心随机对照研究,有可能改变全球或中国的临床实践
2 级证据的文献:单中心随机对照研究或研究较高影响力的转化医学研究
3 级证据:提出值得探索和争议新问题的研究

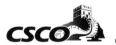
致　谢

感谢北京大学第一医院图书馆和《中国医学论坛报》为本文提供系统的数据检索！
感谢 CSCO 青年委员会所有成员的共同努力！

参 考 文 献

1. Ye Z,Hu J,Song X,et al. A comparison of NBI and WLI cystoscopy in detecting non-muscle-invasive bladder cancer：A prospective,randomized and multi-center study. Sci Rep,2015,5：10905.

2. Zhang XR1,Feng C1,Zhu WD1,et al.Two Micrometer Continuous-Wave Thulium Laser Treating Primary Non-Muscle-Invasive Bladder Cancer：Is It Feasible？A Randomized Prospective Study. Photomed Laser Surg. 2015,33（10）：517-523.

3. Chen X,Liao J,Chen L,et al En bloc transurethral resection with 2-micron continuous-wave laser for primary non-muscle-invasive bladder cancer：a randomized controlled trial. World J Urol,2015,33（7）：989-995.

4. Hao H,Wu X,Zheng W,et al.Characteristics of lymph node metastasis in patients undergoing radical cystectomy for bladder cancer：a retrospective single-center study of 522 cases. Beijing Da Xue Xue Bao,2014,18,46（4）：524-527.

5. Liu Zhuo-Wei,Ye Yun-Lin,Zhou Fang-Jian. Bladder Preservation Surgery and Adjuvant Intraarterial Chemotherapy for T1 High Grade（G3）Bladder Cancer. ASCO-CSCO symposium,2015,XiaMeng.

6. Fang D,Xiong GY,Li XS,et al.Pattern and risk factors of intravesical recurrence after nephroureterectomy for upper tract urothelial carcinoma：a large Chinese center experience. J Formos Med Assoc,2014,113（11）：820-827.

7. Qi WX,Fu S,Zhang Q,et al Efficacy and toxity of molecular targeted therapies in combination with docetaxel for metastatic castration-resistant prostate cancer：a meta-analysis of phase Ⅲ randomized controlled trials. J Chemother,2015,27（3）：181-187.

8. Zhou T,Zeng SX,Ye DW,et al A multicenter,randomized clinical trial comparing the three-weekly docetaxel regimen plus prednisone versus mitoxantone plus prednisone for Chinese patients with metastatic castration refractory prostate cancer. PLoS One. 2015,10（1）：e0117002.

9. Li ZS,Yao K,Chen P,et al. Modification of N staging systems for penile cancer：a more precise prediction of prognosis. Br J Cancer,2015,112（11）：1766-1771.

10. Chang X,Liu T,Zhang F,et al. Radiofrequency ablation versus partial nephrectomy for clinical T1a renal-cell carcinoma：long-term clinical and oncologic outcomes based on a propensity score analysis. J Endourol,2015,29（5）：518-525.

11. Yu X,Guo G,Li X,et al.Retrospective Analysis of the Efficacy and Safety of Sorafenib in Chinese Patients With Metastatic Renal Cell Carcinoma and Prognostic Factors Related to Overall Survival. Medicine（Baltimore）,2015,94（34）：e1361.

12. Qin S,Bi F,Jin J,et al. Axitinib versus sorafenib as a second-line therapy in Asian patients with metastatic renal cell carcinoma：results from a randomized registrational study. Onco Targets Ther,2015,8：1363-1373.